Überwinden Koronararterie Krankheit

Ein umfassender Leitfaden zur Bewältigung und Umkehrung der Auswirkungen zur Vorbeugung von Herzinsuffizienz

Dr Harmony Bridge

© **2024 von Dr Harmony Bridge**

Alle Rechte vorbehalten. Kein Teil dieses Buches darf ohne schriftliche Genehmigung des Autors in irgendeiner Form oder mit irgendwelchen Mitteln, weder elektronisch noch mechanisch, einschließlich Fotokopie, Aufzeichnung oder durch ein Informationsspeicher- und -abrufsystem, reproduziert oder übertragen werden, mit Ausnahme der Aufnahme kurzer Zitate in einer kritischen Rezension.

Haftungsausschluss

Die in diesem Buch enthaltenen Informationen dienen ausschließlich allgemeinen Bildungszwecken und sollten nicht als medizinischer Rat ausgelegt werden. Es ist kein Ersatz für professionelle medizinische Versorgung. Bitte konsultieren Sie Ihren Arzt, bevor Sie mit einem neuen Trainingsprogramm beginnen oder Änderungen an Ihrer Ernährung oder Medikamenteneinnahme vornehmen.

Willkommen bei "Überwindung koronarer Herzkrankheit". Als Autor ist es meine Mission, Ihnen praktische Erkenntnisse und wissenschaftlich fundierte Strategien zur Wiederherstellung der Herzgesundheit zu vermitteln. Dieses Buch basiert auf einer Mischung aus medizinischem Fachwissen und Geschichten aus dem wirklichen Leben und ist Ihr Leitfaden für einen herzgesunden Lebensstil. Lassen Sie uns gemeinsam eine Reise zu Vitalität, Verständnis und der Umkehrung der koronaren Herzkrankheit antreten. Ich wünsche Ihnen ein Herz voller Wohlbefinden.

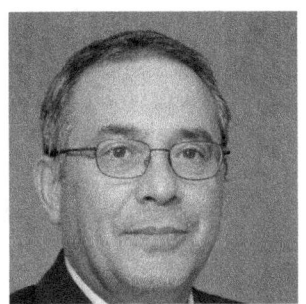

Inhalt

Einführung   7

Kapitel eins   13

Koronare Herzkrankheit verstehen   13

   Was ist eine koronare Herzkrankheit und wie entsteht sie?   13

   Risikofaktoren und Ursachen   17

   Symptome und Diagnose   21

   Konventionelle Behandlungen und warum sie nicht ausreichen   25

Kapitel Zwei   31

Die Rolle der Ernährung   31

   Entzündungshemmende Diäten zur Reduzierung von Plaque   31

   Lebensmittel und Nahrungsergänzungsmittel für die Gesundheit der Arterien   35

   Cholesterin durch Ernährung kontrollieren   39

   Ketogene Diäten für die Herzgesundheit   44

Kapitel drei   **49**

Bewegung und Aktivität   **49**

    Starten eines Trainingsprogramms bei Herzerkrankungen   49

    Beste Übungen zur Verbesserung der Herzgesundheit   53

    Verbesserung der kardiovaskulären Fitness   57

    Lifestyle-Aktivität für langfristige Ergebnisse   59

Kapitel vier   **63**

Stress und psychische Gesundheit   **63**

    Wie Stress Herzerkrankungen beeinflusst   63

    Achtsamkeit, Meditation und Atmung   67

    Negative Emotionsmuster ändern   70

    Herzgesunde soziale Verbindungen   74

Kapitel Fünf   **79**

Verbesserung der Risikofaktoren   **79**

    Mit dem Rauchen aufhören, um Schäden umzukehren   79

    Kontrolle von Bluthochdruck   84

Blutzucker in einen gesunden Bereich bringen 88

Senkung erhöhter Entzündungen   93

Kapitel sechs   97

Neue medizinische Therapien   97

Neue Medikamente gegen Plaque   97

Kontroversen über die Chelat-Therapie   101

Stammzell- und Wachstumstherapien   105

Behandlung von Parodontalerkrankungen für die Gesundheit der Arterien   109

Kapitel sieben   113

Angioplastie, Stents und Chirurgie   113

Wer braucht eine Angioplastie oder Bypass-Operation?   113

Vorbereitung auf Angioplastie und Stent-Eingriffe   117

Genesung nach der Operation   121

Kontinuierliche Betreuung für beste Ergebnisse 125

Kapitel Acht   129

Umkehrung von Herzerkrankungen durch einen integrativen Ansatz   **129**

   Erstellen Sie eine maßgeschneiderte Strategie für Sie   129

   Lebensstiländerungen umsetzen   133

   Zusammenarbeit mit Ihrem medizinischen Team   138

   Dem langfristigen Erfolg verpflichtet   142

Exklusiver Bonus   **147**

   Umfassendes Heimtrainingsprogramm für die Herzgesundheit   147

   20 nährstoffreiche, herzgesunde Rezepte   158

Einführung

Wussten Sie, dass über 50 % der Herzinfarktpatienten einen normalen Cholesterinspiegel haben? Bei James war das ganz sicher nicht der Fall, als sich im Alter von nur 42 Jahren während einer Verkaufspräsentation plötzlich seine „Witwenmacher"-Arterie verengte. Wie fast 600.000 Amerikaner im letzten Jahr hätte der Mörder Nr. 1 meinen Freund Jahrzehnte zu früh entführt, obwohl er konsequent alles „richtige" tat, um dies zu verhindern.

Während sie betend und mit heulenden Sirenen zum Krankenhaus rannten, befreite das klinische Personal tapfer gerade noch rechtzeitig Jamies verstopftes Gefäß, aber was ist mit dem zugrunde liegenden Krankheitsprozess, der immer noch lautlos tobt? Medikamente beherrschen die Risiken, aber weder ein Messer noch ein Stent allein können den Körper dauerhaft davon abhalten, seine Arterien von innen anzugreifen, ohne gleichzeitig wichtige Lebensstilfaktoren zu behandeln. James ist besorgt darüber, dass seine kleinen Kinder unter Vaterlosigkeit leiden und von der grundsätzlichen Verletzlichkeit des menschlichen Daseins gequält werden. Es muss bessere Abhilfemaßnahmen geben als nur leicht verzögerte Probleme.

Wissen Sie, nachdem ich James vor langer Zeit während der Stationswechsel kaum wiederbelebt hatte, plagten mich jahrelang Fragen. Wie könnte jemand, der so gesund ist, vor plötzlich auftauchenden verborgenen Gefahren fallen? Nach Jahrzehnten meiner kardiologischen Tätigkeit habe ich tragischerweise miterlebt, wie mehrere lebhafte Patienten trotz „fortschrittlicher" Behandlungsstandards auf die gleiche überraschende Weise angegriffen wurden. Wie Waldbrände fanden auch Herzkrisen genug Treibstoff, um trotz aller größten

Präventionsversuche hell zu lodern. Was haben wir nicht gesehen?

Bei meiner Recherche habe ich überraschende versteckte Fakten über Lebensstilursachen gefunden, die häufige „zufällige" Beschwerden hervorrufen. Visionäre Ärzte bestätigten, dass Ernährung und Umwelt die Biologie stärker beeinflussen als die Genetik. Chronische Krankheiten traten häufig über Jahre oder sogar Jahrzehnte schleichend auf, bis katastrophale Katastrophen wie der Herzinfarkt von James verängstigte Menschen zur symptomatischen Rettung in Krankenhäuser schickten, zu spät, um bereits angerichtete massive Schäden zu reparieren. Doch nur wenige fragten, warum stärkere Ansätze nicht früher an den Grundproblemen ansetzen könnten.

Die Hoffnung überwand die Verzweiflung, als Fallpapiere enthüllten, dass bestimmte bahnbrechende Klinikprogramme, die Ernährung,

Stressbewältigung und richtig konzipierte Aktivitäten nutzen, Plaqueablagerungen in den Arterien verringern konnten, wenn zuvor nichts anderes funktionierte. Eine Krankheitsumkehr war plötzlich denkbar! Während sich James körperlich erholte, schwärten seine Wunden und es stellte sich die Frage, ob sein Lebensstil trotz einwandfreier Statistiken bei herkömmlichen Untersuchungen immer noch irgendwie das Risiko einging, ein plötzlich verletzliches Herz zu bekommen. Wir brauchten dringend eine engagiertere Führung durch die undurchsichtigen Tunnel notwendiger Änderungen des Lebensstils, die vage bekannt sind, aber von vielbeschäftigten Patienten, die sich zweifelnd auf sich allein gestellt fühlen, gegen die unerbittliche Sabotage durch die Umwelt nie durchgeführt werden. 5

Aus dieser Berufung entstand mein Programm für Integrative Kardiologie, das evidenzbasiertes Lebensstil-Coaching, anspruchsvolle Diagnostik und heldenhafte Ermutigung umfasst, um mehrere

Patienten effektiv von ihrem scheinbar unausweichlichen, sich verschlechternden Schicksal abzuhalten. Nachdem wir Methoden verfeinert und andere Kliniker darin geschult haben, Prozesse zu reproduzieren, beweisen unsere Ergebnisdaten heute überzeugend, dass die Implementierung einer hochwirksamen multimodalen Lifestyle-Behandlung häufig eine Erkrankung der Herzkranzgefäße erfolgreich umkehrt und bei richtiger Anleitung weitere Medikamente oder chirurgische Anhäufungen sicher vermeidet. Die fehlende Medizin wird bei entsprechender Aktivierung mit der menschlichen Widerstandskraft in Einklang gebracht.

Früher konnten Patienten den endgültigen Niedergang nur mit pragmatischer Resignation überstehen, heute überleben sie regelmäßig jahrzehntelang und kehren Annahmen und Prognosen um, indem sie grundlegende Ursachen angehen. James war der erste von vielen, der die Methode bewährte und berät heute große

Finanzinstitute bei fortschrittlichen Initiativen zum Wohlbefinden ihrer Mitarbeiter. Früher konnten vitale Patienten den eventuellen Niedergang nur mit pragmatischer Resignation ertragen, heute gelingt es ihnen, Vorurteile über Krankheiten zu überwinden, wenn sie richtig stimuliert werden. Die einfachsten Antworten bleiben im Verborgenen. Ich habe dieses Spielbuch entwickelt, um Sie dabei zu unterstützen, Ihre innere Widerstandsfähigkeit gegen scheinbar unmögliche Chancen zu stärken. Die Umkehrung der Krankheit hängt von Ihren Entscheidungen ab.

Kapitel eins

Koronare Herzkrankheit verstehen

Was ist eine koronare Herzkrankheit und wie entsteht sie?

Bei der koronaren Herzkrankheit (KHK) handelt es sich um eine Verengung oder Verstopfung der Arterien und Venen, die den Herzmuskel mit Sauerstoff und nährstoffreichem Blut versorgen. Sie entsteht, wenn sich im Laufe der Zeit cholesterinreiche Plaques, Entzündungen, Verkalkungen und Narbengewebe in den Herzkranzgefäßen ansammeln. Dieser Prozess wird als Atherosklerose bezeichnet.

Wenn sich Plaques ausdehnen und die Arterienwände entzünden, können sie platzen und

Blutgerinnsel bilden, die den Blutfluss vollständig behindern. Dieser Verlust der wichtigen Blutversorgung führt zu schwerer Angina pectoris, Kurzatmigkeit und anderen besorgniserregenden Symptomen. Mit der Zeit können Teile der Herzmuskelzellen beschädigt werden oder absterben, wenn ihnen Sauerstoff und Nährstoffe fehlen – das ist der Auslöser eines Herzinfarkts.

Atherosklerose entwickelt sich im Laufe von Jahrzehnten und wird durch eine Mischung aus genetischen, Lebensstil-, Umwelt- und Gesundheitsfaktoren verursacht. Hohe Werte des „schlechten" LDL-Cholesterins, oxidative Schäden, erhöhte Triglyceride, chronische Entzündungen, hoher Blutzuckerspiegel, Bluthochdruck, Rauchen, Fettleibigkeit und Inaktivität fördern den Plaque-Entwicklungsprozess.

Zunächst bleiben weiße Blutkörperchen in mikroskopisch kleinen Rissen in der inneren Arterienauskleidung stecken, während

Lipoproteine versuchen, die Epithelmembran zu durchdringen. Dies führt dazu, dass sich Entzündungszellen an der Stelle ansammeln, während LDL-Partikel oxidieren und in der Schleimhaut stecken bleiben. Um sich zu schützen, sendet der Körper spezielle weiße Blutkörperchen, sogenannte Makrophagen, um die oxidierten LDLs zu absorbieren, die sich in Schaumzellen voller Fettablagerungen verwandeln.

Auch Muskelzellen wandern in die Region, vermehren sich und bilden Narbengewebe, das Plaque-Bestandteile wie Kalzium, Cholesterinkristalle und Zelltrümmer weiter bindet. Über Jahre und Jahrzehnte führen andauernde Zyklen von Schäden und Heilungsreaktionen dazu, dass sich Plaques bilden, die Wände der Blutgefäße verhärten, der Innendurchmesser der Arterien abnimmt, die Auskleidung aufraut und die normale flexible Funktion behindert.

Wenn sich die Reformen verstärken, können Muskelzellen in den Plaques absterben, was zu Instabilität führt. Die schützende Faserhülle erodiert und die Plaque platzt oder spaltet sich auf. Wenn die Trümmer dem Blutkreislauf ausgesetzt werden, lösen sie Gerinnungsfaktoren aus, die an der beschädigten Stelle einen Thrombus (Blutgerinnsel) bilden. Wenn die Arterie dadurch vollständig verstopft wird, kommt es zu einem akuten koronaren Ereignis wie einem Herzinfarkt.

Zu den am häufigsten betroffenen Koronararterien gehören die primäre linke anteriore absteigende Arterie (LAD), die Zirkumflexarterie und die rechte Koronararterie. Im Laufe der Zeit schränkt die Ansammlung den Blutfluss in diesen lebenswichtigen Venen erheblich ein. Ohne ausreichend Sauerstoff und Nährstoffe beginnt der von der Arterie versorgte Teil des Herzmuskels in seiner Funktion einzubüßen und Schäden zu erleiden.

Risikofaktoren und Ursachen

Die Entstehung einer koronaren Herzkrankheit entsteht durch eine Kombination fester und veränderlicher kardiovaskulärer Risikofaktoren. Familienanamnese für frühe Herzerkrankungen und höheres Alter sowie männliches Geschlecht sind unveränderliche Risiken. Hoher Cholesterinspiegel, Bluthochdruck, Diabetes, Rauchen, Fettleibigkeit, schlechte Ernährung, körperliche Inaktivität und chronischer Stress sind jedoch wichtige kontrollierbare Faktoren. Je mehr Risikofaktoren vorhanden sind und je länger diese unkontrolliert bleiben, desto höher ist die Wahrscheinlichkeit, dass sich atherosklerotische Plaques, Blutgefäßschäden und koronare Ereignisse bilden.

Ein hoher LDL-Cholesterinspiegel hat von allen Bestandteilen den höchsten Zusammenhang mit dem atherosklerotischen Prozess und kardiovaskulären Ereignissen. Bei einer Erhöhung dringen cholesterinreiche Lipoproteinpartikel im Blutkreislauf in die Wände der Koronararterien ein, verursachen Entzündungen und sammeln sich über Jahre und Jahrzehnte als Plaque an. Dennoch treten bis zu 50 % der Herzinfarkte bei normalen Cholesterinwerten auf, was auf andere erhöhende Faktoren wie chronische Entzündungen schließen lässt.

Tatsächlich wird Arteriosklerose zunehmend eher als eine entzündliche Erkrankung denn als ein grundlegendes Sanitärproblem angesehen. Oxidative Schäden und erhöhte Mengen an entzündlichen Zytokinen liegen jeder Phase der koronaren Plaquebildung zugrunde. Bluthochdruck verursacht auch Scherkräfte, die empfindliches Gefäßgewebe schädigen. Hoher Blutzucker und Insulinresistenz fördern die Glykosylierung, Entzündung und die Bildung freier Radikale.

Zigarettenrauchen ist nach wie vor die am häufigsten vermeidbare Ursache für Herzinfarkte und kardiovaskuläre Todesfälle. Tabakrauch stimuliert gezielt die Blutplättchen, beeinträchtigt die Endothelfunktion und erhöht die Atherogenese. Bei Rauchern ist das Herzinfarktrisiko selbst in jüngeren Jahren um das Zwei- bis Vierfache erhöht, wenn nur wenige andere Faktoren hinzukommen. Fettleibigkeit und Diabetes verdoppeln das Herzkranzgefäßrisiko, vor allem aufgrund der Verstärkung schädlicher Blutzucker-, Lipid- und Entzündungsanomalien.

Eine sitzende Lebensweise vervierfacht außerdem die Häufigkeit von Plaquebildung und Herzinfarkten im Vergleich zu konstanter mäßiger Aktivität. Laut umfangreichen epidemiologischen Daten ist körperliche Inaktivität für die Herzgesundheit ebenso gefährlich wie Rauchen, hoher Cholesterinspiegel oder Bluthochdruck. Über das geplante Training hinaus verringern längeres

Sitzen und geringe tägliche Aktivität die Blutfette und die Stoffwechselleistung.

Chronischer Stress umfasst Sorgen, Traurigkeit, soziale Isolation, Arbeitsbelastung und finanzielle Sorgen, die einen Anstieg der Stresshormone und Gefäßentzündungen begünstigen, was das Herzrisiko erhöht. Die chronische Aktivierung des sympathischen Nervensystems und der Hypothalamus-Hypophysen-Achse stimuliert systemische Oxidation, Hyperkoagulation, Bluthochdruck und Stoffwechselstörungen.

Im Wesentlichen entsteht koronare Atherosklerose durch chronische Reizung und entzündliche Schwächung der fragilen Endothelauskleidung der Koronararterien. Während die Ansammlung von Plaque Jahrzehnte dauert, kommt es nach der Destabilisierung zur Blutplättchenaggregation, Thrombusbildung, Arterienverstopfung und dem nachgeschalteten Verlust des Herzmuskels – was zu einem schweren Myokardinfarkt führt.

Symptome und Diagnose

In den frühen Stadien verursacht die koronare Herzkrankheit möglicherweise keine offensichtlichen Symptome, da das Herz in der Lage ist, sich über mikroskopisch kleine Kollateralkanäle an eine verminderte Blutversorgung anzupassen. Dennoch berichten manche Menschen zunächst über unspezifische Dyspepsie oder Müdigkeit bei Anstrengung. Wenn sich im Laufe der Zeit Obstruktionen bilden, treten erkennbare Anzeichen auf, die eine klinische Beurteilung erfordern.

Bei klassischer Angina pectoris treten Schmerzen, Engegefühl, Schweregefühl oder Engegefühl in der Brust auf, die durch Anstrengung oder mentalen Stress hervorgerufen werden und durch Ruhe gelindert werden. Es spiegelt eine vorübergehende

Ischämie wider, da verengte Arterien nicht ausreichend sauerstoffreiches Blut liefern können, um ein aggressives Pumpen zu unterstützen. Weniger typische Angina pectoris äußert sich eher in Form von isolierten Kiefer-, Nacken-, Schulter- oder Armbeschwerden als in offenen Brustschmerzen. Kurzatmigkeit, Schwitzen und Übelkeit sind weitere Anzeichen einer Ischämie.

Ischämieschmerzen stellen ein Missverhältnis zwischen Angebot und Nachfrage dar – Herzmuskelzellen signalisieren bei Spitzenleistungsanforderungen mehr Sauerstoff und Nährstoffe. Zu den Alarmsignalen können jedoch spontane und anhaltende Brustbeschwerden in Ruhe gehören, die auf eine instabile Infarktentwicklung hinweisen. Plötzlich auftretende grippeähnliche Gefühle, übertragene Kiefer-/Armschmerzen oder ausgeprägte Atemnot sind weitere Risikoindikationen.

Zu den routinemäßigen Screening-Techniken gehören Belastungstests, CT-Scans zur Kalziumbewertung und Karotis-Ultraschalluntersuchungen, um die Schwere der atherosklerotischen Erkrankung bei asymptomatischen Personen abzuschätzen, bevor sich akute Ereignisse entwickeln. Diese sind je nach Risikofaktoren für Männer über 40 und Frauen über 50 mit hohem Risiko indiziert. Eine weitere diagnostische Beurteilung wird durch das Auftreten der oben beschriebenen Ischämiezeichen oder -symptome veranlasst.

Die Grundlage zur Bestätigung von Koronararterienblockaden ist die Koronarangiographie. Über einen schmalen Katheter, der üblicherweise in der Leiste oder am Handgelenk in das Gefäßsystem eingeführt wird, wird Röntgenkontrastmittel in die Koronararterien verabreicht. Mithilfe der Röntgendurchleuchtungsaufnahme lassen sich Verengungen dann in Echtzeit abgrenzen.

Nicht-invasive CT-Scans visualisieren auch Verkalkungen, während Herz-PET-Scans die Stoffwechselfunktion überwachen.

Manchmal steht die Diagnose fest, wenn ein Patient einen eindeutigen Herzinfarkt erleidet – EKG-Veränderungen und Blutuntersuchungen zeigen den Tod von Herzmuskelzellen (Infarkt), häufig aufgrund einer plötzlichen vollständigen Obstruktion der Koronararterie durch ein instabiles Blutgerinnsel. Das Überleben hängt von der schnellen Wiederherstellung des Blutflusses durch Gerinnselauflösung, Katheter oder chirurgische Behandlungen ab.

Zusammenfassend lässt sich sagen, dass sich die Beurteilung koronarer Erkrankungen zwar erheblich verbessert hat, die erste Diagnose jedoch immer noch zu oft ein akuter, katastrophaler Herzinfarkt oder ein plötzlicher Herzstillstand ist. Ein früheres Screening für Personen mit hohem Risiko und dennoch asymptomatischen

Symptomen bietet Entdeckungen in besser kontrollierbaren Stadien – wird jedoch massiv vernachlässigt, was dazu führt, dass Menschen die Gefahr unterschätzen, bis sie klinisch offensichtlich sind. Die Ausweitung des Zugangs und der Anreize zur präventiven Bewertung ist von entscheidender Bedeutung, um die epidemische Belastung durch Behinderungen und Todesfälle im Zusammenhang mit dieser weit verbreiteten Krankheit umzukehren.

Konventionelle Behandlungen und warum sie nicht ausreichen

Die derzeitige konventionelle medizinische Behandlung koronarer Herzkrankheiten ist äußerst kompliziert und umfasst eine erhebliche Anpassung der Risikofaktoren, maßgeschneiderte Medikamentenschemata, minimalinvasive Revaskularisierungsmethoden, Bypass-Operationen und Teams erfahrener Herz-Kreislauf-Ärzte. Warum könnte es immer noch zu kurz kommen?

Pharmazeutische Lösungen können Ischämiesymptome lindern, anfällige Plaques abschirmen und stabilisieren und die Sterblichkeit geringfügig senken – sie reparieren jedoch weder dauerhaft atherosklerotische Blockaden noch maximieren sie die Gesundheit des gesamten Menschen. Cholesterinsenkende Statine, ACE-Hemmer, Aspirin, Betablocker und Nitroglycerin bewirken messbare Verbesserungen, haben aber auch negative Auswirkungen, während zentrale Lebensstilfaktoren unbehandelt bleiben.

Bei einem akuten Herzinfarkt sind immer noch häufig dringende Katheteroperationen wie eine Ballonangioplastie erforderlich, um stark verstopfte Arterien zu befreien. Durch die schnelle mechanische Dehnung wird die Arterienauskleidung jedoch noch weiter geschädigt, was in bis zu der Hälfte der Fälle innerhalb von

Monaten zu wiederkehrenden Verengungen und Blutgerinnseln führt. Langlebige Metallstents können störende Segmente abstützen, verändern aber auch die Endothelfunktion und erfordern lebenslange medikamentöse Thrombozytenaggregationshemmer mit Blutungsrisiko.

Die Bypass-Operation der Koronararterien, bei der Beinvenentransplantate eingesetzt werden, um verstopfte Arterien zu umgehen, ist der Goldstandard-Ansatz bei Erkrankungen mehrerer Gefäße. Aber wie bei endovaskulären Techniken verstärken die enormen oxidativen Stressfaktoren eines chirurgischen Traumas und eines Herzbypasses häufig das zugrunde liegende Atherosklerosewachstum in benachbarten Arterien. Eine sorgfältige Sekundärprävention ist von entscheidender Bedeutung, aber manchmal immer noch unzureichend.

Im Wesentlichen behandeln traditionelle Herzbehandlungen, obwohl sie technologisch beeindruckend sind, späte nachgelagerte Manifestationen des systemischen vorgelagerten Krankheitsprozesses direkt und beschleunigen ihn paradoxerweise noch weiter. Verstopfungen verschlechtern sich immer wieder schnell, nachdem sie manuell wieder geöffnet wurden, ohne dass der zugrunde liegende Lebensstil und die Umweltfaktoren der Atherogenese berücksichtigt wurden. Medikamente tragen dazu bei, Risiken zu verringern, ohne das Wohlbefinden oder die Widerstandsfähigkeit des gesamten Menschen zu maximieren.

Um das Blatt zu wenden, muss das Krankheitsmodell von isolierten verstopften Leitungen auf eine vollständige Systemstörung mit chronischer Entzündung, oxidativem Schaden, Immunschwäche, Ungleichgewicht zwischen Geist und Körper, Biomdepletion, Telomerverkürzung und Veränderung der genetischen Expression ausgeweitet werden. Die moderne Pflege strebt nach einer sofortigen Krisenstabilisierung, hat aber Schwierigkeiten, nachhaltiges Wohlbefinden und Langlebigkeit zu erreichen.

Um die koronare Herzkrankheit wirklich zu korrigieren, müssen wir die Ursachen neu definieren, von isolierten Lipiden und Mechanismen bis hin zu zugrunde liegenden Ungleichgewichten in der Lebensstilmedizin. Während sich technologische Lösungen bei instabilen Läsionen als vorteilhaft erwiesen haben, bedeutet die Vermeidung der medizinischen Schlagabtausch-Falle, die Prävention, die funktionelle Wiederherstellung und die langfristige Unterstützung des vaskulären Heilungsgleichgewichts durch Ernährung, Geist-Körper-Praktiken, Struktur, soziale Verbindung und ökologische Harmonie zu fördern .

Kapitel Zwei

Die Rolle der Ernährung

Entzündungshemmende Diäten zur Reduzierung von Plaque

Die Ernährung hat wesentlichen Einfluss auf jede Phase der Atherosklerose, vom Beginn über das Fortschreiten bis hin zur Komplikation. Die Ernährung bietet die primäre biochemische Umgebung, die die Gefäßintegrität und Entzündung beeinflusst. Bestimmte Diäten senken das Herz-Kreislauf-Risiko drastisch, während andere es trotz anderer Medikamente oder Operationen verdoppeln. Führende Kardiologen sagen heute, dass Nahrung „entweder Gift oder Medizin für die Arterien" sei.

Eine Ernährung, die reich an raffiniertem Getreide, zugesetztem Zucker, verarbeiteten Lebensmitteln, Fleisch aus Massentierhaltung und stark erhitzten Pflanzenölen ist, liefert die buchstäblichen Zutaten für die Entstehung entzündlicher Plaques und das Risiko für Herz-Kreislauf-Erkrankungen. Mittlerweile bewahren und verbessern Vollwertkost-Pflanzen, die sich auf Gemüse, Obst, Hülsenfrüchte, Nüsse, Samen und Vollkornprodukte konzentrieren, die Gesundheit und Lebensdauer der Arterien.

Das Entwicklungsgebiet der Ernährungskardiologie konzentriert sich auf verschiedene entzündungshemmende Diäten zur Stabilisierung und Umkehrung der koronaren Herzkrankheit. Diese Ernährungsansätze stellen eine Herausforderung für die herkömmliche amerikanische Ernährung dar, die die Plaqueproduktion durch Hyperlipidämie, Oxidation, Glykation, Darmdysbiose, Fettleibigkeit und Insulinresistenz fördert. Sie ermöglichen auch die Reparatur des Endothels und beseitigten entzündliche Ursachen für Plaque-Rupturen.

Die mediterrane Ernährung steht an oberster Stelle und konzentriert sich auf reichlich Olivenöl, Gemüse, Obst, Nüsse, Hülsenfrüchte, Vollkornprodukte sowie einen moderaten Verzehr von Fisch und Geflügel. Mehrere Studien bestätigten seine kardiovaskulären Vorteile, darunter eine 30-prozentige Reduzierung von Herzinfarkten und Todesfällen im Vergleich zu Statin-Medikamenten. Seine antioxidative und entzündungshemmende Wirkung verbessert den Cholesterinspiegel, den Blutdruck, die Blutzuckerkontrolle, das Gewichtsmanagement und die Stoffwechselvariablen.

Die Ornish-Methode zur Korrektur von Herzerkrankungen kombiniert eine sehr fettarme, vollwertige pflanzliche Ernährung mit anderen Säulen des Lebensstils. Klinische Untersuchungen deuten darauf hin, dass es das Plaquevolumen und die Symptome von Brustbeschwerden umkehrt, indem es oxidierte Cholesterinpartikel senkt und gleichzeitig das schützende HDL erhöht und die Triglyceride senkt. 90 % der Patienten vermeiden Bypass- oder Angioplastie-Operationen, die zuvor von strengen Gremien professioneller Kardiologen als erforderlich erachtet wurden.

Die vegetarische kohlenhydratarme Kur von EcoAtkins verbessert im Vergleich zur herkömmlichen Therapie auch die Blutfette, das Glukosemanagement, den Blutdruck und den Gewichtsverlust. Wenn der Schwerpunkt auf Nüssen, Samen, Bohnen, Gemüse und Pflanzenölen liegt, werden die kardiovaskulären Risikoindikatoren fast so stark reduziert wie bei der Einnahme eines Statins der ersten Generation, trotz der Zugabe von Käse und Eiern. Es weist darauf hin, dass die Minimierung tierischer Produkte und der Schwerpunkt auf Pflanzen die Stoffwechsel- und Gefäßgesundheit erheblich unterstützen.

Während viele gesunde Ernährungsweisen bei der Bekämpfung von Herzkrankheiten helfen, haben optimale Muster im Wesentlichen gemeinsame Merkmale: hohe Aufnahme von Obst, Gemüse, Vollkornprodukten,
Nüssen/Samen/Hülsenfrüchten, begrenzte Menge an Tiermehl und Vermeidung stark verarbeiteter Produkte mit Salz, Zucker, und schädliche Fette. Exzellente Ernährung bietet die beste Behandlung, um koronare Atherosklerose nicht nur zu verhindern, sondern dauerhaft umzukehren.

Lebensmittel und Nahrungsergänzungsmittel für die Gesundheit der Arterien

Neben allgemein guten Ernährungsgewohnheiten bieten bestimmte spezifische Lebensmittel und Nahrungsergänzungsmittel unmittelbare Vorteile für die Gesundheit der Herzkranzgefäße. Diese

Substanzen verleihen konzentrierte entzündungshemmende, antioxidative und stoffwechselregulierende Eigenschaften, um schädliche Plaques zu stabilisieren und die Endothelreparatur nach Schäden zu stimulieren.

Die Omega-3-Fettsäuren EPA/DHA, die am häufigsten in fettem Kaltwasserfisch zu finden sind, stellen die am besten untersuchten Nahrungsergänzungsmittel für die Herzgesundheit dar und werden von der orthodoxen Kardiologie weiterhin sträflich vernachlässigt. Patienten, die nach Herzinfarkten und Herzoperationen den Verzehr von fettem Fisch erhöhen, stellen bei Dosen von nur 200–500 mg pro Tag einen starken Rückgang der Morbidität und Todesfälle fest. Omega-3-Fette erhöhen gezielt die Blutfette, lindern Herzrhythmusstörungen, senken Entzündungen und den Blutdruck und verbessern die Plaque-Stabilität.

Extra natives Olivenöl führt außerdem zu messbaren Veränderungen im Blutcholesterinprofil und bei Entzündungen, wodurch kardiovaskuläre Ereignisse laut klinischer Forschung um 30 % reduziert werden. Sein hoher Gehalt an einfach ungesättigten Fettsäuren verhindert Oxidation und bewahrt gleichzeitig die Integrität beim Kochen oder für Dressings. Olivenöl enthält außerdem wichtige antioxidative und entzündungshemmende Phenole, die den Stoffwechsel und die Gefäßgesundheit fördern.

Bestimmte Gewürze wie Kurkuma, Ingwer, Knoblauch, Zimt, Nelken und andere weisen eine antioxidative, entzündungshemmende, antibakterielle und blutzuckerregulierende Wirkung auf. Ihre konzentrierten sekundären Pflanzenstoffe beeinflussen die Genexpression und Enzymwege, um die Oxidation von LDL-Cholesterin zu begrenzen, die Blutplättchenaggregation zu verringern, entzündliche Zytokine zu senken und

Plaque-Läsionen zu stabilisieren – und so das Fortschreiten der Atherosklerose zu verhindern und zu behandeln.

Kakaoflavanole aus dunkler Schokolade fördern unglaublich die Bildung neuer Blutgefäße (Angiogenese), senken gleichzeitig den Blutdruck, verbessern die Gefäßfunktion und erhöhen das nützliche HDL-Cholesterin. Diese Vorteile zeigen sich bei 30 bis 50 g dunkler Schokolade mit einem Kakaoanteil von über 75 %.
Beeren, Granatäpfel, Kaffee, grüner Tee und Rotwein bieten vergleichbare antioxidative Polyphenol-Pflanzenstoffe, die Gefäßentzündungen senken und Arteriosklerose durch enzymatische, metabolische und Genexpressionsmechanismen hemmen. Eine Ernährung, bei der ausschließlich farbige Früchte, Gemüse, Kräuter und Gewürze im Vordergrund stehen, wirkt entzündungshemmend.

Gezielte Ernährungspläne, die Vollwertnahrung, Fischöle, Polyphenol-Antioxidantien sowie darmnährende Probiotika und Präbiotika kombinieren, sind die wirksamsten Ernährungsmethoden zur Vorbeugung, Aufrechterhaltung und Heilung koronarer Herzkrankheiten. Dies senkt die Häufigkeit kardiovaskulärer Ereignisse und die Arteriosklerosebelastung deutlich stärker als alleinige Medikamente oder Verfahren.

Cholesterin durch Ernährung kontrollieren

Während umfangreiche Untersuchungen bestätigen, dass eine Ernährung mit niedrigem Gehalt an gesättigten Fettsäuren und Cholesterin das Risiko einer koronaren Herzkrankheit senkt, verhindert die Einführung einer extrem fettarmen pflanzlichen Ernährung (10 % Fett) nicht nur das Fortschreiten von Arteriosklerose und Herz-Kreislauf-Erkrankungen, sondern kehrt sie auch besser als die Routine um mäßig fetthaltige vegetarische Ansätze. Führende Programme nutzen eine vollwertige pflanzliche Ernährung ohne Öle, Fette oder andere tierische Produkte als wirksames Medikament zur Kontrolle des Cholesterinspiegels und der Herz-Kreislauf-Gesundheit.

Exzellente Ernährung bietet die beste Primärprävention und anschließende Behandlung von Dyslipidämie und koronarer Atherosklerose. Zahlreiche randomisierte Kontrollstudien bestätigen die Wirksamkeit ausgewählter Menüs zur Senkung des erhöhten Gesamt- und LDL-Cholesterins, zur Erhöhung des nützlichen HDL und zur Verbesserung des Triglyceridspiegels. In vielen Fällen kann eine Ernährungskorrektur mit den Vorteilen von Erstlinien-Statin-Medikamenten mithalten oder diese sogar übertreffen.

Eine vollwertige, pflanzendominierte Ernährung minimiert entzündliche oxidative Schäden an LDL-Partikeln und begrenzt die Umwandlung in schädliches oxidiertes Cholesterin. Dies verringert die Belastung durch atherosklerotische Plaques, beugt Endothelschäden vor und schützt empfindliche Faserkappen, die instabile Läsionen verschließen. Pflanzenmehle beeinflussen auch die Cholesterinabsorption und die endogene Synthese durch regulatorische Wirkungen auf die Gentranskription und enzymatische Wege, die die Lipidprofile verbessern.

Nüsse, Bohnen, Samen, Vollkornprodukte, Obst und Gemüse enthalten insbesondere lösliche Ballaststoffe, Pflanzensterine und Stanole, die die Cholesterinaufnahme im Darm um 30–40 % senken, die Lebersynthese reduzieren und die Ausscheidung maximieren. Sojamehle und Hülsenfrüchte enthalten außerdem bioaktive Bestandteile, die den Cholesterinstoffwechsel unterstützen. Gesättigte Fette und Transfette führen zu ungesunden Tendenzen, während einfach ungesättigte Fette und Omega-3-Fettsäuren diese verstärken.

Portfolio-Diäten, die Nüsse, Pflanzensterinpräparate, erhöhte Ballaststoffe, Sojaproteine und Mandeln umfassen, verbessern das LDL-Cholesterin um 30 % – ähnlich wie die Einnahme eines Statin-Rezepts in geringer Dosis. Diejenigen, die außerdem auf viskose Fasern, Pflanzenöle und Hülsenfrüchte setzen, führen zu einer 10-15-prozentigen Reduzierung schädlicher Lipoprotein(a)-Partikel, die direkt Atherothrombose auslösen.

Die richtige Ernährung mobilisiert viele regulatorische Nährstoffe, Vitamine, Mineralien, Antioxidantien und sekundäre Pflanzenstoffe, die synergistisch wirken und die Lipidprofile deutlich besser verbessern als einzelne Medikamente. Exzellente Ernährung, kombiniert mit Bewegung und Stressreduzierung, führt zu einer LDL-Reduktion um 45–50 %, wodurch das Plaquevolumen minimiert, akute Rupturen verhindert und die Reparaturwege des Endothels erleichtert werden.

Im Wesentlichen entspricht die Regulierung des Cholesterinspiegels durch ausgewählte Mahlzeiten und die Entfernung schädlicher Substanzen den Vorteilen herkömmlicher Medikamente oder übertrifft diese sogar und weist deutlich weniger Nebenwirkungen oder Kosten auf. Dies bleibt die gesündeste und sicherste Technik zur langfristigen Regulierung der Lipide. Die Kombination einer vorrangig pflanzlichen Ernährung mit Routineuntersuchungen und sinnvoller Medikation bei Bedarf ergibt das optimale Pflegeparadigma für die dauerhafte Förderung der Herzgesundheit durch die Regulierung des Cholesterinspiegels durch gesunde, saubere Ernährung.

Ketogene Diäten für die Herzgesundheit

Könnten ketogene Diäten mit hohem Fett- und niedrigem Kohlenhydratgehalt tatsächlich die Gesundheit des Herzens und die Langlebigkeit steigern? Neue Forschungsergebnisse deuten darauf hin, dass eine gezielte ketogene Ernährung kardiovaskuläre Risikofaktoren und die Plaquestabilisierung unterstützen kann, wenn sie langfristig sinnvoll umgesetzt wird. Es besteht jedoch Meinungsverschiedenheit angesichts der Tatsache, dass die meisten Menschen übermäßig verarbeitete normale westliche Diäten zu sich nehmen, bei denen übermäßiges Fett mit schlechteren vaskulären Wirkungen korreliert.

Klassische ketogene Diäten konzentrieren sich auf eine sehr hohe Fettaufnahme von etwa 70–90 % der Kalorien, die größtenteils aus reichlich tierischen Quellen wie Fleisch, Milchprodukten und

Eiern stammt, während die Nettokohlenhydrate auf unter 30–50 Gramm täglich beschränkt werden. Dadurch verstoffwechselt der Körper hauptsächlich Fette und Ketone und nicht Glukose zur Energiegewinnung. Befürworter sagen, dass dieser Kraftstoffaustausch gute Vorteile für die Gesundheit des Gehirns, den Blutzuckerspiegel, die Taille und Entzündungen bringt.

Im Gegensatz dazu konzentrieren sich gut formulierte ketogene Diäten, bei denen überwiegend Pflanzen verwendet werden, auf ungesättigte Pflanzenfette wie Nüsse, Samen, Avocados, Kokosnüsse, Oliven und deren Öle, während sie den Schwerpunkt auf reichlich nicht stärkehaltiges Gemüse, Beeren und Gemüse legen. Dieser nährstoffreiche, saubere Ansatz beschränkt den Fleisch- und Milchanteil, vermeidet Süßigkeiten und raffiniertes Getreide und legt Wert auf ballaststoffreiche Nüsse/Samen, Omega-3-Fettsäuren und einfach ungesättigte Fette. Frühe Studien deuten darauf hin, dass dieser

Fokus auf gesunde Pflanzenfette die Vorteile der tierischen Keto-Diät für Gewicht, Blutzucker und Lipide nachahmt und gleichzeitig die Ernährung verbessert.

Zu den potenziellen kardiovaskulären Vorteilen der ketogenen Ernährung gehören verbesserte Blutfette mit höherem schützendem HDL und niedrigeren Triglyceriden. Erhöhte Ketonkörper können auch vor Schäden durch Ischämie und Reperfusion bei Notfällen mit blockiertem Blutfluss schützen. Die Keto-Anpassung fördert die metabolische Flexibilität des Herzmuskels, indem sie den Kraftstoffverbrauch zwischen Kohlenhydraten, Lipiden und Ketonen je nach Verfügbarkeit ändert. Marker für systemische Entzündungen und Insulinresistenz verbessern sich bei gut vorbereiteten ketogenen Diäten.

Zu den Risiken gehören Vitaminmangel, Veränderungen des Darmmikrobioms, verzögerte Endothelreparaturwege, Arterienversteifung über

Jahre hinweg und mögliche Herzrhythmusstörungen – was gegen pauschale Empfehlungen für Herzpatienten spricht und eine sorgfältige Nährstoffkorrektur erfordert. Diejenigen, bei denen das Risiko einer Plaque-Ruptur besteht, benötigen ausgewogene Therapien, die verschiedene sekundäre Pflanzenstoffe für die Stabilität fördern. Die Beratung durch kompetente Ernährungsberater ermöglicht eine erfolgreiche und langfristige Umsetzung.

Im Wesentlichen ist eine richtig angewandte ketogene Ernährung vielversprechend für die Regulierung von Gewicht, Blutzucker, Gehirngesundheit und möglicherweise ausgewählten kardiovaskulären Risikofaktoren. Allerdings ist sein sinnvoller Stellenwert bei der Verbesserung der Herzgesundheit über die traditionellen, pflanzendominierten Mittelmeerprogramme hinaus weiterhin stark umstritten. Wenn pflanzliche Varianten mit

Omega-3-Fettsäuren verwendet werden, können sie die potenziellen Vorteile gegenüber tierischen Alternativen mit viel Speck und Butter optimieren. Wie immer geht eine maßgeschneiderte Ernährung, die mit der Lifestyle-Kultur und der Nachhaltigkeit übereinstimmt, über Einheitsrezepte hinaus.

Kapitel drei

Bewegung und Aktivität

Starten eines Trainingsprogramms bei Herzerkrankungen

Bewegung ist eine außerordentlich wirksame Therapie sowohl zur Vorbeugung als auch zur Behandlung einer bestehenden koronaren Herzkrankheit. Dennoch haben viele Herzpatienten und sogar Ärzte weiterhin Angst vor körperlicher Betätigung, weil sie befürchten, dass es zu Brustbeschwerden oder gefährlichen Herzrhythmusstörungen kommen könnte. Daten deuten jedoch darauf hin, dass individualisierte Therapien recht sicher und für die Genesung von entscheidender Bedeutung sind. Ein vorsichtiger Beginn und die Verbesserung der

Leistungsfähigkeit mithilfe von Ratschlägen von Ärzten und Therapeuten können dazu beitragen, Ängste vor Bewegungen zu überwinden.

Patienten mit geringem Risiko können nach der Stabilisierung akuter Koronarepisoden mit leichtem Gehen, Atemübungen oder Yoga beginnen. Personen mit mittlerem Risiko profitieren von Herz-Rehabilitationsprogrammen mit EKG-Überwachung, die eine organisierte Anleitung zur fortschreitenden Aktivität bieten. Hochrisikopatienten benötigen eine detailliertere Beurteilung, um Behandlungspläne zu erstellen, die Gefahren berücksichtigen und Medikamente optimieren. Die Zusammenarbeit mit Physiotherapeuten oder Trainern mit Erfahrung mit Herzerkrankungen gewährleistet eine sichere Verbesserung.

Gehen ist die einfachste aerobe Aktivität für Patienten mit dekonditioniertem Herz, die Angst vor Unwohlsein oder Stabilität haben.

Intervalltraining, das langsamere und schnellere Minuten abwechselt, hilft, die Leistungsfähigkeit zu stärken und gleichzeitig Ischämie oder Arrhythmien zu begrenzen. Diejenigen, die sich von einem Herzinfarkt oder einer Operation erholen, beginnen mit lediglich 5–10 Minuten täglich und steigern die Zeit schrittweise auf 30–60 Minuten an den meisten Tagen, nachdem die Kraft zurückgekehrt ist. Kleine Steigungen belasten das Herz.

Wasserbasierte Aktivitäten bieten auch schonende Lösungen für Herzpatienten, die an Land arbeiten. Wassergymnastik, Schwimmrunden, Wasserjogging oder einfach nur Runden im brusttiefen Wasser laufen ermöglichen Bewegungen mit minimaler Gelenkbelastung und bieten gleichzeitig etwas Widerstand. Kurse, die von zertifizierten Trainern angeboten werden, wie z. B. kardiologische Rehabilitations-Wasserprogramme, bieten angeleiteten Unterricht.

Auch wenn es kontraintuitiv ist, sind Kraftübungen mit leichten Handgewichten, elastischen Bändern oder Kraftgeräten auch für Herzpatienten notwendig, um Muskelmasse und Kraft aufzubauen und die Dekonditionierung umzukehren. Sorgfältig überwachte Programme beginnen sehr langsam und nehmen je nach Leistungsfähigkeit an Dauer und Widerstandsbelastung zu. Durch die Stärkung werden Mobilität, Stimmung und Stoffwechsel geschützt, die für die Genesung entscheidend sind.

Yoga, Pilates und Tai Chi kombinieren sanfte Bewegungen mit Gleichgewicht, Atmung und Entspannung, um die Fitness zu fördern, ohne das Herz zu belasten. Matten- oder Stuhlstunden auf niedrigem Niveau können problemlos auf Kapazitätsniveaus umgestellt werden. Ihre Achtsamkeitskomponenten fördern die Stressresilienz und schützen so das Herz. Gruppenkurse für medizinische Yoga-Behandlungen maximieren die Sicherheit und soziale Unterstützung für Übeltäter.

Zusammenfassend lässt sich sagen, dass die Beseitigung der Angst vor körperlicher Aktivität nach Herzinfarkten langsame, systematische Fortschritte erfordert, um wieder Vertrauen in die Bewegung zu schaffen. Die Anleitung von Herz-Reha-Teams, Personal Trainern und auf Herzkrankheiten geschulten Therapeuten hilft dabei, die Behandlungspläne an den Gesundheitszustand anzupassen. Wiederherstellende Bewegung schützt das Herz, die Beweglichkeit und die geistige Gesundheit, die zur langfristigen Heilung von Herz-Kreislauf-Erkrankungen erforderlich sind.

Beste Übungen zur Verbesserung der Herzgesundheit

Zu den wirksamsten Übungen zur Förderung der Herz-Kreislauf-Gesundheit gehören kontinuierliche rhythmische Aktivitäten der Hauptmuskelgruppen, die die Herzkraft, Ausdauer und EKG-Muster fördern. Die Kombination von Aerobic-, Beweglichkeits- und Krafttraining in Maßen bietet die beste Prävention und Rehabilitation für Patienten mit koronarer Herzkrankheit. Die Anpassung der Kuren an die Kapazität und die schrittweise Erhöhung von Dauer, Häufigkeit und Intensität führen zu dauerhaften, leistungsschützenden Effekten.

Gehen ist nach wie vor die am leichtesten zugängliche aerobe Aktivität, mit der man täglich 30–60 Minuten lang zügig unterwegs sein sollte. Durch das Hinzufügen von Intervallen, in denen langsamere und schnellere Minuten gemischt werden, an 3–4 Tagen in der Woche wird die Intensität erhöht, sobald die Grundkapazität zunimmt. Wer mit Joggen, Schwimmen, Radfahren oder Crosstrainer-Training zurechtkommt, bewältigt in Zone 2-3 mäßig-kräftige Anstrengungen, unterbrochen von

Erholungsphasen. Hochintensives Intervalltraining fördert eine ähnliche Fitness bei kürzerer Zeit.

Dynamische Ausgleichsaktivitäten wie Tennis, Fußball, Basketball, Tanz und Aerobic-Programme bieten angenehme soziale Möglichkeiten, die Herzfrequenz rhythmisch zu steigern. Allerdings benötigen Personen, bei denen das Risiko einer akuten Plaqueruptur besteht, überwachte Fortschritte, um Sicherheit und Stabilität zu gewährleisten. Die Anpassung der Sportauswahl an Kapazität und Risikofaktoren verbessert die Belohnung im Vergleich zu potenziellen Herzanforderungen.

Nur 2–3 wöchentliche Anfälle moderaten Krafttrainings für 30–45 Minuten verbessern die Herzgesundheit auch ohne aerobe Aktivitäten erheblich, da sie sich positiv auf den Glukosestoffwechsel, die Insulinsensitivität, Entzündungen, Blutfette und die Muskelmasse auswirken. Körpergewichtsübungen,

Widerstandsbänder, freie Gewichte oder Kraftgeräte verbessern die Hauptmuskelbereiche in einer abgestuften, progressiven Methode, die an die aktuelle Stärke angepasst ist. Dadurch wird Schaden verhindert.

Tai Chi, Yoga, Pilates und Stretching-Kurse steigern die Muskelausdauer, Beweglichkeit, Balance, Haltung und Entspannung. Ihr Geist-Körper-Geist profitiert von einem niedrigeren Cortisolspiegel und einer sympathischen Überaktivierung, die das Herz belastet. Spezielle Herz- und Stuhl-Yoga-Kurse berücksichtigen den Funktionsstatus. Selbst einfache Flexibilitätsprogramme verhindern Mobilitätsdefizite, die die Unabhängigkeit behindern.

Im Wesentlichen umfasst das beste Trainingsprogramm viele Modalitäten, die an die bestehende Krankheitsstabilität angepasst sind: längere, rhythmisch aktive Aerobic-Aktivitäten mit geringer Intensität, Krafttraining und Flexibilitätsaktivitäten. Die Priorisierung der täglichen Bewegungsgewohnheiten und -fähigkeiten vor der Intensität schafft Kontinuität für lebenslange Verbesserungen. Unterstützende Rehabilitationsspezialisten erstellen Pläne zur Verbesserung der Herzvorteile.

Verbesserung der kardiovaskulären Fitness

Über das geplante Training hinaus verbessern die Verbesserung alltäglicher Bewegungsmuster, die Verkürzung der sitzenden Zeit und das Unterbrechen von längerem Sitzen die Herz-Kreislauf-Fitness und senken die Sterblichkeit um bis zu 30 % – was manchen Medikamenten Konkurrenz macht. Häufige körperliche Aktivität auf niedrigem Niveau erhöht die Flexibilität des Stoffwechsels, sodass sich der Körper effizient an unterschiedliche funktionelle Anforderungen in der realen Welt anpassen kann. Dies reduziert chronische Krankheiten und fördert die Langlebigkeit.

Die Normalisierung von mehr als 7.500 täglichen Schritten durch das Auf- und Abgehen beim Telefonieren, das Treppensteigen, die Verwendung eines Stehpults, das Parken in größerer Entfernung und das Einlegen häufiger kurzer Gehpausen bei längerer sitzender Tätigkeit verhindert den Rückgang der Lipidprofile, der Insulinsensitivität, der Entzündung und der Mitochondrien Gesundheit hängt mit anhaltender Inaktivität zusammen.

Zusammenfassend lässt sich sagen, dass regelmäßige Bewegung auf niedrigem Niveau äußerst vorteilhaft ist, während ununterbrochenes Sitzen durch direkte Auswirkungen auf den Stoffwechsel der Skelettmuskulatur gleichermaßen schädlich ist. Längeres Sitzen als 30 Minuten fördert schädliche enzymatische Veränderungen bei der Glukose- und Lipidverarbeitung. Allein das stündliche Aufstehen für 5 Minuten verhindert diese Veränderungen, was unterstreicht, dass tägliche Aktivitätsgewohnheiten unabhängig von geplanten Trainingseinheiten zu einer kardiovaskulären Anpassung führen.

Lifestyle-Aktivität für langfristige Ergebnisse

Um die Gesundheit des Herzens lebenslang zu erhalten und Beeinträchtigungen zu vermeiden, müssen ein ständig ausgewogener Lebensstil und körperliche Aktivität im Vordergrund stehen, statt strenge, kurze Trainingsprogramme. Zahlreiche Untersuchungen weisen darauf hin, dass sich ein höheres tägliches Bewegungsniveau außerhalb des Trainings unabhängig von geplanten Aerobic- oder Kraftübungen positiv auf die Langlebigkeit und die

Sterblichkeit auswirkt und weniger solide Langzeitzuwächse mit sich bringt.

Herkömmliche strenge Fitnessprogramme sind zwar offensichtlich immer noch hilfreich für das Training, erweisen sich jedoch unweigerlich als unhaltbar schwierig, sie über Jahre oder Jahrzehnte hinweg dauerhaft durchzuführen. Im Vergleich dazu führt das Streben nach 10.000 bis 15.000 täglichen Schritten durch bewusste, gewohnheitsmäßige Entscheidungen eher zum Aufbau regelmäßiger Aktivitätsmuster, was zu einer besseren Risikoreduzierung führt.

Zu den wichtigsten Taktiken gehört die Nutzung sozialer Unterstützung durch Zusammenkünfte zu Fuß, Freundes- oder Familienherausforderungen und virtuelle Gruppen, um Verhaltensweisen zu fördern. Durch das Festlegen von Smartwatch-Warnungen und -Benachrichtigungen werden häufige Bewegungsmuster entwickelt. Planen Sie Telefongespräche zu Fuß, Stehpulte, stündliche Sitzpausen, Parken in größerer Entfernung und Treppensteigen. Sorgen Sie für nachhaltige lebenslange Erfolge.

Kleine nachhaltige Maßnahmen – im wahrsten Sinne des Wortes und symbolisch – fördern besser die dauerhafte mobile Unabhängigkeit und Widerstandsfähigkeit. Die bei intensiven Kurzzeitprogrammen berichteten klinischen Vorteile kehren häufig zurück, wenn das Aktivitätsniveau über Monate hinweg abnimmt. Die Stärkung der täglichen Aktivitätsgewohnheiten sorgt für anhaltende, adaptive Stoffwechsel- und Herz-Kreislauf-Konditionierungsvorteile.

In vielen Fällen wird die kumulative Belastung durch 684 in der gegenwärtigen typischen Bevölkerungsgruppe verheerend, während zuvor gewöhnliche körperliche Arbeit, Fußwege und alltägliche Mobilitätsbedürfnisse weitaus größere Grundwerte hatten. Durch die Wiederherstellung erhöhter NEAT-Werte (Thermogenese außerhalb körperlicher Aktivität) werden die überlieferten Haltbarkeitsmuster erfolgreich wiederhergestellt, die für die Gesundheit und Langlebigkeit von entscheidender Bedeutung sind und bei programmierten Therapien allein fehlen.

Im Wesentlichen führt die Förderung von mehr Bewegung und weniger Sitzen durch gewohnheitsmäßige Lebensstilentscheidungen zu höheren lebenslangen Erträgen als kurze körperliche Trainingsblöcke allein. Konsistenz stärkt die Fitness und die metabolische Belastbarkeit, während Inkonsistenz zu Funktionsverlust und Beeinträchtigung führt. Das Erreichen grundlegender grundlegender Mobilitätsniveaus gewährleistet Schutz, während programmiertes Training die Margen über das Minimum hinaus erhöht.

Kapitel vier

Stress und psychische Gesundheit

Wie Stress Herzerkrankungen beeinflusst

Sowohl akuter als auch chronischer Stress beschleunigen das Fortschreiten der koronaren Herzkrankheit und das Risiko ungünstiger kardiovaskulärer Ereignisse wie Herzinfarkt oder plötzlichen Tod erheblich. Stress erhöht schnell den Blutdruck, die Herzfrequenz, die Durchblutung entzündlicher Immunzellen und Blutplättchen, die gerinnungsfördernden Faktoren, die Produktion freier Radikale und Stoffwechselstörungen. Dadurch wird das empfindliche Arterienendothel direkt zerstört, wodurch die Atherogenese eingeleitet und intensiviert wird.

Psychosozialer Stress steigert auch den Tonus des sympathischen Nervensystems und den Ausstoß von Stresshormonen, was zu physiologischen Veränderungen führt, die durch Kampf oder Flucht langfristig schädlich sind. Cortisol, Adrenalin, entzündliche Zytokine, überschüssige Gerinnungsfaktoren und aktivierte Immunzellen fördern systemische Oxidation, endotheliale Dysfunktion, Glykolyse, Insulinresistenz und Lipolyse.

Chronischer Stress und Stress, der sich insbesondere über Jahrzehnte verschlimmert, beschleunigen die Arteriosklerose durch chronische Gefäßentzündungen, oxidative Schäden, Bluthochdruck, metabolisches Syndrom und immunologische Veränderungen. Studien bringen anhaltende berufliche Belastung, Stress in der Ehe, Angstzustände, finanziellen Druck, Depressionen und soziale Entfremdung mit einem bis zu doppelt so hohen Herzinfarkt- und Schlaganfallrisiko in

Verbindung wie Rauchen oder andere wichtige Standardvariablen.

Akuter übergroßer mentaler oder emotionaler Stress löst häufig direkt das Aufbrechen anfälliger atherosklerotischer Plaque-Läsionen durch abrupte Spitzen der Blutdruckscherkräfte und prothrombotische Gefäßbiochemie aus, die die okklusive Gerinnung begünstigt. Naturkatastrophen, Konfliktgebiete, Erdbeben sowie die Ergebnisse von Super Bowl-Spielen lassen die regionalen Herzinfarktraten nach sehr belastenden Ereignissen gefährlich in die Höhe schnellen.

Zu den pathophysiologischen Effekten gehört eine geringere Herzfrequenzvariabilität, was auf einen Verlust der dynamischen Reaktionskontrolle und Flexibilität hinweist, was zu einer unerwünschten Steifheit des Kreislaufs führt und empfindliche Gewebe belastet. Erhöhte Entzündungssignale treiben weiße Blutkörperchen dazu, die

Arterienwände anzugreifen und das Risiko einer Eskalation des Cholesterins zu erhöhen. Eine sympathische Hyperaktivierung führt über Jahre hinweg zu geringfügigen arteriellen und mikrovaskulären Schäden, die das Herz belasten.

Im Wesentlichen treibt sowohl akuter als auch chronischer Stress durch die Förderung systemischer Entzündungen, Oxidation, Immunschwäche, Bluthochdruck, Stoffwechselstörungen, hämodynamischer Belastung und Hyperkoagulation das Fortschreiten koronarer Erkrankungen, atherosklerotische Schäden und löst Plaque-Rupturereignisse aus, die Herzinfarkten und plötzlichem Tod zugrunde liegen. Die Bewältigung des Gefühlslebens ist für die Herzgesundheit ebenso wichtig wie Ernährung und Aktivitäten.

Achtsamkeit, Meditation und Atmung

Geist-Körper-Entspannungsaktivitäten, einschließlich Meditation, Atemarbeit, Achtsamkeit, Yoga, Tai Chi und Hypnotherapie, gleichen die schädliche Kampf-oder-Flucht-Aktivierung des Nervensystems durch emotionalen Stress aus und verhindern und bewahren koronare Herzkrankheiten. Regelmäßiges Auslösen der „Entspannungsreaktion" schützt das Herz-Kreislauf-System langfristig stärker als Sport oder viele Medikamente und Nahrungsergänzungsmittel.

Klinische Untersuchungen zeigen, dass Geist-Körper-Modalitäten den Blutdruck, den Cholesterinspiegel, die Herzfrequenz und Entzündungshormone senken und gleichzeitig die Herzfrequenzvariabilität erhöhen, was auf eine gesunde dynamische Funktion schließen lässt. Studien zur Bildgebung des Gehirns zeigen, dass Meditationspraktiken regulatorische präfrontale Kortexregionen aktivieren, die die Amygdala-Alarmzentren herunterregulieren und so Angstzustände, Depressionen, Schlaflosigkeit und emotionale Reaktivität verringern.

Bei Herzpatienten verringerte die Teilnahme an medizinischem Yoga in der Gruppe die Interleukin-6-Entzündung innerhalb von 12 Wochen um das 15-Fache, während sich die pädagogischen Kontrollen verschlechterten. Bluthochdruckpatienten, die Meditation praktizierten, senkten ihren Blutdruck im zweistelligen Bereich und konkurrierten mit neuen Medikamenten. In strengen NIH-Studien führt eine auf Achtsamkeit basierende Herzrehabilitation zu einer drastischen Reduzierung wiederkehrender kardiovaskulärer Ereignisse und einer Steigerung der Sterblichkeitsrate um 45 % über einen Zeitraum von fünf Jahren im Vergleich zur reinen herkömmlichen Reha.

Die uralte Tauchreaktion von Säugetieren, die durch spezielle Atemarbeit aktiviert wird, senkt reflexartig die Herzfrequenz und den Sauerstoffverbrauch um über 30 % und verbessert gleichzeitig den vagalen parasympathischen Tonus. Regelmäßige Reizung trainiert die Dysregulation der sympathischen Übersteuerung neu. Langsame, aufmerksame Atemmethoden gleichen auch kardiale respiratorische Sinusarrhythmien aus.

Im Wesentlichen schulen Geist-Körper-Disziplinen die Regulierung der Schaltkreise des Gehirns, indem sie Bedrohungsreaktivität und Alarmreaktionen verringern, die das Herz-Kreislauf-System kurzfristig belasten, während sie langfristig die Arteriosklerose beschleunigen. Das Training zu Hause unterstützt eine zusammenhängende Verbesserung der Funktionalität viel mehr als feste

Trainingsprogramme, die leicht über Jahre hinweg verfallen. Ihr Potenzial zur Modifizierung chronischer Krankheiten bleibt trotz überwältigender Belege für einen Nutzen völlig vernachlässigt.

Negative Emotionsmuster ändern

Über allgemeine Entspannungsfähigkeiten hinaus hängt die wirksame Kontrolle koronarer Herzkrankheiten von Taktiken ab, die anhaltende negative emotionale Muster verhindern, die mit Wut, Angst, Groll, Einsamkeit und Verzweiflung verbunden sind. Fähigkeiten, die eine positive psychische Gesundheit fördern, schützen das Herz, wohingegen anhaltende negative Gedanken sowohl das geistige als auch das körperliche Wohlbefinden beeinträchtigen.

Die kognitive Verhaltenstherapie konzentriert sich auf die Beseitigung verzerrter falscher Gedanken, Überzeugungen und Geschichten, die unnötiges Leid verursachen, indem ihre irrationale Grundlage angegangen wird. Zu den häufigsten Beispielen für Herzerkrankungen gehören die Katastrophie über unangenehme Empfindungen oder Einschränkungen, die übermäßige Verallgemeinerung einzelner Vorfälle als hoffnungslose Trends in der Zukunft und die fälschliche Bezeichnung von Hindernissen als unerträglich, anstatt sie als vorübergehende Kämpfe zu erkennen, die es adaptiv zu lösen gilt.

Die dialektische Verhaltenstherapie bietet Strategien zur Stresstoleranz und zur Kontrolle überwältigender Gefühle, ohne destruktiv zu reagieren. Fähigkeiten wie Trinkgeld, Mantras zur Selbstermutigung, zeitgesteuertes Atmen und Achtsamkeit helfen Menschen, schwierige Zeiten im Zusammenhang mit Herz-Kreislauf-Erkrankungen zu überstehen, ohne die Situation durch

Vermeidung, Gewalt oder Selbstverletzung noch schlimmer zu machen.

Eine an kardiale Situationen angepasste Transaktionsanalyse identifiziert häufige toxische Spiele von Stolz, Opferrolle, Verantwortungslosigkeit und Manipulation, die Beziehungen und das emotionale Wohlbefinden belasten. Sich über Rettungsdreiecke, Abwertungen, Projektionen und andere selbstzerstörerische Verhaltensweisen bewusst zu werden, hilft, den Fallen zu entkommen, die Vorfälle auslösen.

Die Praxis psychodynamischer Lebenskompetenzen modelliert den gesunden Ausdruck unangenehmer Emotionen durch Eigenverantwortung, Grenzsetzung, Trauer, konstruktives Handeln und Selbstfürsorge. Tagebuch führen, Übungen mit dem leeren Stuhl und die öffentliche Verarbeitung von Ängsten, Schuldgefühlen, Wut oder Verleugnung ermöglichen ein adaptives Durchfließen im

Gegensatz zu längerer Unterdrückung, die destruktiv ist.

Entzündungshemmende Persönlichkeiten fördern Positivitätsverhältnisse und ermöglichen adaptive Verleugnung, erlernten Optimismus, Selbstwirksamkeit, soziale Bindung, Lachdosis und Zweckkultivierung, wodurch die emotionale Belastbarkeit und die Herzgesundheit langfristig erhalten bleiben. Dadurch wird verhindert, dass sich über Jahre hinweg feindselige Tendenzen und anhaltende, unbewusst aufrechterhaltene Beschwerden ansammeln und Arteriosklerose verursachen.

Im Wesentlichen sind die psychische Gesundheit und die Herzgesundheit nach wie vor eng miteinander verknüpft, sodass die Verbesserung der Fähigkeiten zur emotionalen Selbstfürsorge die Umkehrung koronarer Erkrankungen und die Lebensdauer fördert, die Missachtung von Denkweisen und hartnäckigen Verhaltensweisen jedoch weiterhin stillschweigend die Biologie untergräbt. Das Durchbrechen von Schmerzkreisläufen durch liebevolle Behandlung und Achtsamkeit ist ein Beweis für grundlegende Medizin.

Herzgesunde soziale Verbindungen

Belastbare Daten bestätigen, dass die Quantität und Qualität sozialer Kontakte die spätere Sterblichkeit, einschließlich des Todes durch koronare Herzkrankheit, deutlich um 40 bis 60 % reduziert – vergleichbar mit der Beendigung von schwerem Tabakmissbrauch. Einsamkeit vervielfacht schwerwiegende Gesundheitsrisiken wie Fettleibigkeit oder erhöhten Cholesterinspiegel angesichts des ursprünglichen Wunsches nach Kontakt. Gruppenorientierte

Lifestyle-Behandlungsprogramme nutzen die Kraft gemeinsamer Erfahrungen zur Motivation und Bedeutung.

Über formale Gesundheitsinterventionen hinaus steht das tägliche soziale Wohlbefinden über Auswirkungen auf Stimmung, Entzündung, Cortisol, Blutdruck, immunologische Funktion, Verhaltensverstärkung und Zielstrebigkeit in direktem Zusammenhang mit der kardiovaskulären Gesundheit. Allein zu leben oder nicht genügend hochwertige Bindungen zu haben, vervierfacht die Wahrscheinlichkeit eines frühen Todes im Vergleich zu denen, die sich integriert und unterstützt fühlen. Das Archivkonzept legt Wert auf soziale Ernährung in Bezug auf Ernährung, Aktivität und Schlafgesundheit.

Gemeinsame Arzttermine nutzen die Gruppendynamik zur Motivation und fördern gleichzeitig die Bildung und das Einfühlungsvermögen von Menschen mit ähnlichen

Gesundheitsproblemen.

Laien-Gesundheitscoaching entwickelt Verantwortung und Erfahrungsaustausch mit Inspiration, die über die normale ärztliche Anleitung hinausgeht. Gruppenformen verbessern das Lernen durch Bindung unter Gleichgesinnten und Modellierung ohne Einsamkeit und Online-Suchabhängigkeit. Sie ermöglichen außerdem eine effiziente Besuchskontrolle zur Unterstützung einer langfristigen Nachsorge.

Online-Plattformen von Facebook-Selbsthilfegruppen bis hin zu spezialisierten Portalen wie HeartPatients.com ermöglichen weit entfernt isolierten Patienten durch Gespräche über Bewältigungstaktiken, klinische Optionen, Probleme bei der Änderung des Lebensstils und die emotionale Verarbeitung von Ängsten oder Verlusten eine erhebliche Vernetzung unter Gleichgesinnten. Schriftliche Mitteilungen rufen oft eine größere Verletzlichkeit hervor und ermöglichen eine Katharsis. Meetups fördern lokale Zusammenkünfte, Reha-Spaziergänge usw.

Neben formellen Aktivitäten umfasst die Förderung des sozialen Wohlergehens im Alltag die proaktive Organisation von Abendessen, Museumsführungen, Freiwilligenteams und Treffengruppen, die menschliche Kontakte gewährleisten. Empfängliche Menschen fangen selten an, wenn sie deprimiert, besorgt oder niedergeschlagen sind. Outreach verhindert die Abwärtsspirale, die zu Isolation und emotionaler Depression führt und die klinische Entwicklung verschlimmert.

Die Sicherstellung der Anwendung von Lifestyle-Medizin erfordert im Wesentlichen über die medizinische Behandlung hinaus soziale Gerüste, da Menschen nicht isoliert überleben und Anweisungen von Experten von oben nach unten ohne horizontale Unterstützung, modelliertes Verhalten und gefühlte Erfahrung scheitern. Die gesellschaftliche Verschreibung ist für die

Gesundheitsmotivation und -verantwortung ebenso wichtig wie die pharmakologische Verschreibung – die Bereitstellung emotionaler Nährstoffe, die medizinisch nicht vorhanden sind, aber gemeinsam entdeckt werden.

Kapitel Fünf

Verbesserung der Risikofaktoren

Mit dem Rauchen aufhören, um Schäden umzukehren

Tabakrauchen blieb die am stärksten veränderbare Aktivität, die frühe Herzinfarkte und kardiovaskuläre Todesfälle auslöste. Allerdings bietet die Raucherentwöhnung auch einen der größten Vorteile hinsichtlich der Umkehrung von Arterienschäden und künftigen Infarktrisiken im Vergleich zur Fortsetzung des Rauchens nach Auftreten einer Koronarerkrankung. Eine nachhaltige Raucherentwöhnung bietet auch nach Jahrzehnten intensiver Nutzung eine hervorragende Erholung.

Studien deuten darauf hin, dass die Sterblichkeitsrate bei Teilnehmern nach einem Herzinfarkt im ersten Jahr um 35 % und bis zum fünften Jahr um fast 50 % sank, wenn man mit dem Rauchen aufhörte, verglichen mit dem fortgesetzten Rauchen. Mehrere Prozesse fördern die Heilung und Plaquestabilität, wenn Auslöser entfernt werden. Ohne neue Angriffe lässt die Entzündung nach, die Blutfette und die Gerinnungsdynamik verbessern sich, die Arterien erweitern sich und erhöhen den Blutfluss, die Endothelstabilität nimmt zu und die Lungenfunktion kann sich um bis zu 10 % verbessern.

Ohne ausreichende Unterstützung kommt es jedoch nach wie vor häufig zu Rückfällen. Verhaltensberatung, Nikotinersatzbehandlungen, verschreibungspflichtige Medikamente und Gruppenstärkung erhöhen die Erfolgsquoten zusätzlich. Soziale Verantwortungspartnerschaften fördern die Umsetzung. Nach Herzinfarkten oder Herzstent-Eingriffen führen maximale medizinische Versorgung und Anpassungen des Lebensstils zu einer drastischen Reduzierung des Wiederauftretens, wenn eine anhaltende Raucherentwöhnung die Risikoreduzierung vervollständigt.

Spätere Risiken können nach mehr als 15 bis 20 Jahren, in denen man mit dem Rauchen aufhört, nahezu zu einem Nichtraucher-Status führen, was trotz früherem Langzeit-Tabakkonsum zu einem aktiven Engagement heute noch mehr drängt. Ermutigende Forschungsergebnisse zeigen, dass selbst ein kurzes, intermittierendes Absetzen Entzündungsmarker verringert und das Endothel kurzzeitig stabilisiert, was zeigt, dass die Aufhebung von Schäden einen stärkeren Einfluss hat als eine dauerhafte Zerstörung. Auch störende Beschwerden oder Angina pectoris-Belastungen bessern sich bei anhaltender Abstinenz oft rasch.

In der modernen Geschichte wurde fälschlicherweise angenommen, dass Raucher sich einfach für den kumulativen Schaden und die verdienten Ergebnisse entscheiden, indem sie den Opfern die Schuld geben. Dies verzögerte ein umfassenderes Verständnis der biologischen Suchtzyklen und bleibt trotz enormer zwanghafter Konsumbelastungen als medizinische Krankheit unberücksichtigt. Mitfühlende Pflegemodelle nutzen Schadensminderungstechniken, um Phasen der Veränderungsbereitschaft zu unterstützen und gleichzeitig Schuldgefühle abzubauen, die als Hürde für die wachsende Selbstwirksamkeit dienen, die für wirksame Stoppbemühungen erforderlich ist.

Ernährungsunterstützung, Fähigkeiten zur emotionalen Selbstfürsorge und körperliche Aktivität tragen ebenfalls dazu bei, Entzugserscheinungen und die Intensität des Verlangens zu lindern und gleichzeitig gesunde Dopaminmuster in Gang zu bringen, die die Raucherentwöhnung unterstützen. Natürliche MAO-Hemmer aus pflanzlichen Heilmitteln können beim Aufhören helfen. Die Behandlung der zugrunde liegenden Trauma-, Angst- und Isolationstreiber durch Psychotherapie und soziale Bindungen optimiert die Freiheit, indem man sich mit den primären Ursachen befasst und nicht nur oberflächliche Linderungsmaßnahmen durchführt.

Die Neudefinition von Sucht als Bezeichnung für den normalen Wunsch, das Leiden durch maladaptive erlernte Bewältigungsmuster zu verändern, ermöglicht eine stärkere Verbesserung des Patienten im Vergleich zu geißelnden Versagensgeschichten. Die Kombination von Nikotinentwöhnung mit einem guten Lebensstil und gesundheitsfördernden Aktivitäten, die ansonsten unbewältigte Lücken füllen, fördert das Selbstvertrauen. Es stellt die Tabakabstinenz als einen Akt der Selbstfürsorge dar und nicht als Bestrafung von Selbstverleugnung. Die Erneuerung der Entscheidungsfreiheit und der Selbstbeherrschung tragen dazu bei, die durch Abhängigkeit beschädigte Autonomie wiederherzustellen. Dies ermöglicht es, mit Freundlichkeit voranzukommen.

Kontrolle von Bluthochdruck

Unkontrollierter Bluthochdruck fördert das Fortschreiten der koronaren Herzkrankheit dramatisch durch direkte mechanische Scherkräfte, die empfindliches Endothelgewebe schädigen und eine entzündliche Atherosklerose auslösen. Ein anhaltender Anstieg verschlechtert auch die Lipidprofile im Blutkreislauf, oxidativen Stress, Glykolyse und Stoffwechselstörungen, die das Herz-Kreislauf-System belasten. Insbesondere bei Patienten mit zugrunde liegender Gefäßschädigung durch Plaquebildung ist eine strenge Kontrolle erforderlich.

Die Messwerte bleiben kontinuierlich über 140/90 und vervierfachen die Herzinfarkt- und

Schlaganfallhäufigkeit im Vergleich zur Aufrechterhaltung niedrigerer Werte durch nachhaltige Anpassung des Lebensstils und gegebenenfalls Medikamente. Jüngste Forschungsergebnisse deuten jedoch darauf hin, dass selbst prähypertensive Bereiche über 120/80 das Risiko verdoppeln können, was bei allen Patienten mit Bluthochdruck oder bekannter Atherogenese zu einem früheren Handeln führt.

Die Selbstüberwachung über die Blutdruckmanschette zu Hause ermöglicht die Verfolgung alltäglicher Schwankungen und die Entdeckung versteckter Belastungen durch Stress, Nahrungsmittel oder Schwierigkeiten bei der Nichteinhaltung von Medikamenten. Die ambulante Überwachung überprüft die Diagnose, da Büroangst in der Regel fälschlicherweise zu höheren Ergebnissen führt. Die Bestätigung des richtigen Eintauchens des zirkadianen Rhythmus über Nacht garantiert eine gesunde Modulation der Belastbarkeit im Vergleich zu einer chronischen

Überaktivierung, die auf eine bei Herz-Kreislauf-Erkrankungen häufige sympathische Dysautonomie hinweist.

Die beschleunigte Umkehrung erhöhter Belastungen durch Lifestyle-Medikamente minimiert die Notwendigkeit einer Vervielfachung von Medikamenten, deren Wirkung nach Jahren der Anwendung nachlässt. Der Schwerpunkt auf DASH- oder mediterranen Diäten mit hohem Obst-, Gemüse-, Ballaststoff-, Kalium- und Pflanzenproteingehalt verbessert zuverlässig den Natriumhaushalt, die Insulinsensitivität, die Stickoxidbildung und die Endothelgesundheit und steigert so die Gefäßfunktion. Der dosisabhängige Blutdruck sinkt entsprechend der Wirksamkeit der Medikamente und es kommt häufig zu einem durchschnittlichen Abfall von 20–25 mmHg in nur 14 Wochen guter Ernährung.

Starke Vasodilatatoren aus Granatapfel, geschockten Rübensaftpulvern und flavanolreichem

Kakao verstärken die endothelialen Reaktionsmechanismen bei Patienten mit einem steifen alternden Kreislauf, der aufgrund von Arteriosklerose nicht in der Lage ist, Stressfaktoren anzupassen. Wichtige Catechine aus grünem Tee steigern sowohl die Insulinsensitivität als auch die endotheliale Stickoxidregulierung und erhöhen so die Flussdynamik erheblich. Die weitere Steigerung von Bewegung, Schlaf und emotionalem Wohlbefinden bringt zusätzliche Vorteile mit sich und verbessert die Überwachungszahlen rund um die Uhr zu Hause.

Im Wesentlichen ermöglicht die Stärkung der kardiovaskulären Belastbarkeit eine elegante Anpassung des Drucks an unterschiedliche Bedingungen im Gegensatz zu einer chronisch belasteten, steifen systemischen Dynamik, die nicht in der Lage ist, sich wechselnden Anforderungen anzupassen. Sobald eine sichere Regulierung erfolgt ist, minimiert die Unterscheidung zwischen situativen psychologischen oder ernährungsbedingten Faktoren und dem Medikamentenbedarf die Abhängigkeit von Überverschreibungen, ohne dass eine Vervielfachung der Medikamente erforderlich ist, wenn sich das Leben verbessert. Dies fördert die Selbstfürsorge durch ein ausgewogenes Ernährungsverhalten und stellt eine natürliche, gesunde Sollwertregulierung wieder her.

Blutzucker in einen gesunden Bereich bringen

Unabhängig davon, ob Sie klinisch an Diabetes leiden oder nicht, eine verbesserte tägliche Blutzuckerkontrolle und Insulinsensitivität verringern das Fortschreiten der koronaren Herzkrankheit und das Risiko wiederkehrender Herzinfarkte deutlich stärker als mehrere herkömmliche pharmakologische Alternativen allein. Ernährungs- und Lebensstilmaßnahmen steuern effizient glykämische Muster und metabolische Entzündungsfaktoren der Arteriosklerose.

Standardmäßige Glukose-Grenzwerte unterschätzen den Schaden durch systemische Insulinresistenz, die zu Plaquebildung und Rupturanfälligkeit führt, und zwar in technisch normalen Bereichen jenseits eines echten Diabetes. Das Koronarrisiko steigt linear bei Prädiabetikern, die die Kriterien für eine Diagnose oder Behandlung, die auf glykiertes Hämoglobin, Nüchternglukose oder Glukosetoleranzmarker abzielt, noch nicht erfüllen.

Ganzheitliche multimodale Programme wie die Virta-Klinik erreichen die außergewöhnliche Umkehrung von Diabetes und Prädiabetes, die nur durch umfangreiche chirurgische Eingriffe erreicht wird, jedoch ohne Medikamente, Operationen oder Einschränkungen. Reale Typ-2-Diabetiker bewahren ihre normale Glukosekontrolle in 63 %

der Fälle nach zweijähriger Nachuntersuchung durch Ernährungsumstellung der Ketose, Aktivitätssensoren und Gesundheitscoaching. Die meisten eliminieren verschiedene Medikamente und verbessern gleichzeitig die Lipidwerte, die Leberfunktion und die Taille (Abnahme um 10 %).

Die Betonung konstanter nahrhafter Mahlzeiten, täglicher Aktivitätsgewohnheiten, Methoden zur Stressbewältigung, erholsamem Schlaf und sozialer Unterstützung fördert die Rhythmusregulierung der Insulinsensitivität und der Bauchspeicheldrüsenfunktion. Dadurch werden ernährungsbedingte und emotionale Reaktionsspitzen verringert, die eine nachgelagerte Entzündung auslösen. Die proaktive Begrenzung der glykämischen Fluktuation durch die Stabilität des Lebensstils verbessert die Homöostase. Die Behandlung zugrunde liegender Faktoren ermöglicht es, mehrere Medikamente abzusetzen

Die Reduzierung von Zucker und raffiniertem Getreide bei gleichzeitiger Erhöhung ballaststoffreicher, intakter Vollwertkohlenhydrate, gesunder Fette, Pflanzenproteine, Gewürze, Tees und Phytonährstoffe fördert die Zellempfindlichkeit und die flexible Energieversorgungskapazität zwischen Kohlenhydraten, Fetten und Ketonen. Der Verzicht auf entzündungsförderndes und insulinauslösendes Fleisch und Milchprodukte aus der Industrieproduktion bei gleichzeitigem Verzicht auf verarbeitete Öle senkt die Krankheitsauslöser. Entzündungshemmende Küchengewürze verstärken die Ergebnisse: Zimt, Kurkuma, Ingwer usw.

Inkretinbasierte Medikamente, die die GLP-Empfindlichkeit im Darm steigern, zeigen Potenzial, ebenso wie Zytokinmodulatoren, die Angriffssignalsysteme auf Immunzellen reduzieren. Eine direkte Keton-Supplementierung verhindert einen Anstieg des Blutzuckers durch die Nahrungsaufnahme und nutzt gleichzeitig eine

Effizienz von über 90 % bei der Gewinnung von Energie aus zirkulierenden alternativen Kraftstoffen. Die neu entstehende Kartierung des Darmmikrobioms und des Ökosystems des menschlichen Viroms verspricht eine künftige Beherrschbarkeit und verbessert die Dysbiose.

Der Einsatz tragbarer kontinuierlicher Glukosemonitore ermöglicht optimale tägliche Ernährungs-, Aktivitäts- und Medikamentenänderungen und eine personalisierte Pflege im Gegensatz zu generischen Schemata, bei denen die Personalisierung fehlt, die für aktuelle Epidemien unerlässlich ist. Gemeinsam genutzte Daten ermöglichen es Ärzten, sich aus der Ferne zu beraten und so Zugangsbeschränkungen zu überwinden, die viele von einer angemessenen Behandlung abhalten. Durch die Kombination von Telemedizin und digitalem Streaming-Biomarker-Tracking wird eine präzise Beratung ermöglicht.

Senkung erhöhter Entzündungen

Chronische Entzündungen treiben jede Phase der koronaren Herzkrankheit voran, von endothelialen Reizungen und Funktionsstörungen bis hin zur Beschleunigung des Fortschreitens der Atherosklerose, Plaque-Instabilität, Erosion und thrombotischen Rupturen. Wichtige Entzündungssignale treten einheitlich Jahre vor Infarktereignissen oder identifizierten obstruktiven Erkrankungen auf, weshalb ihre Hemmung für die Prävention und Therapie von zentraler Bedeutung ist.

C-reaktives Protein (CRP) bewertet die Konzentration von Entzündungsbiomarkern, die ein kardiales Risiko und das Ansprechen auf die Behandlung anzeigen. Ungefähr 25 % der Herzinfarktpatienten weisen normales Cholesterin, aber deutlich erhöhtes HS-CRP auf, was auf Plaque-Störungsmechanismen schließen lässt, die außerhalb der Lipidtheorie liegen. Steigende Werte gehen mit wiederkehrenden Vorkommnissen bei akuten Koronarsyndromen und Revaskularisationsverfahren einher, selbst bei routinemäßiger Medikation.

Entzündungshemmende Ernährungspläne wie die Mittelmeer-, Ornish- oder integrative Pegan-Diät, bei der Phytonährstoffkräuter und Tees kombiniert werden, senken den CRP-Spiegel regelmäßig um 30–50 %, wenn sie über Jahre hinweg aufrechterhalten werden. Diese verändern zelluläre Signale, die die Durchlässigkeit der weißen Blutkörperchen, die Blutplättchenaktivität und das schnelle Aufbrechen von Plaque steuern und so die Anfälligkeit aufrechterhalten. Die ernährungsbedingte Entzündungsreduktion konkurriert mit kardioprotektiven Statineffekten.

Bestimmte Medikamente zielen direkt auf erhöhte Zytokinwege und immunologische Aktivität ab, die über die cholesterinsenkende oder blutverdünnende Funktion hinaus an koronaren Erkrankungen beteiligt sind. Colchicin reduziert deutlich zelluläre Entzündungskaskaden, oxidativen Stress und fibrotische Pfade und verringert die Mortalität nach Herzinfarkten, obwohl keine anderen Risikoveränderungen vorliegen. Methotrexat und Anti-Interleukin-Medikamente zeigen erste Aussichten auf eine Verringerung systemischer Treiber.

Tägliche Bewegungsmuster zusätzlich zu formellem Training senken außerdem zuverlässig die Biomarker für Entzündungen und bekämpfen gleichzeitig Stoffwechselfaktoren wie Insulinresistenz und Funktionsstörungen des Fettgewebes, die ständig systemische Brände auslösen. Erholungsfördernder Schlaf, Gruppenunterstützung, Übungen zur Stressresilienz und Initiativen zur emotionalen Gesundheit tragen zusätzlich dazu bei, entzündliche Grundursachen zu beseitigen.

Integrative Lifestyle-Medizin, die entzündungshemmende Ernährung, körperliche Aktivität, Bemühungen zur psychischen Gesundheit und selektive Nutrazeutika wie Curcumin und Omega-3-EPA/DHA kombiniert, reduziert sicher erhöhte Entzündungssignale und optimiert so die Prävention und sekundäre Koronarbehandlungsziele ohne Nebenwirkungen durch direkte Immunsuppression. Die Überwachung von Biomarkern bietet eine objektive Bestätigung, die die Motivation erhält.

Kapitel sechs

Neue medizinische Therapien

Neue Medikamente gegen Plaque

Die erste Welle der Kardiologie konzentrierte sich auf die Behandlung von Ischämiesymptomen und gefährlichen Herzrhythmusstörungen. Die zweite Welle zielte auf Lipide, Gerinnungsdynamik und Bluthochdruck ab, von denen bekannt ist, dass sie Ereignisse verursachen. Allerdings bekämpft eine dritte Welle nun den zugrunde liegenden Krankheitsprozess selbst – das Wachstum und die Zerstörung von atherosklerotischen Plaques, die die empfindliche Arterienzirkulation behindern.

Neuartige injizierbare Medikamente mit monoklonalen Antikörpern wie Inclisiran nutzen den Mechanismus zur Unterdrückung von

RNA-Interferenzen in Leberzellen, um die Synthese von cholesterinproduzierenden Proteinen direkt zu hemmen. Eine geringere Produktion führt zu einer geringeren LDL-Zirkulation und einem geringeren Eindringen in beschädigte Arterienwände, um die Atherogenese zu stoppen. Studien deuten darauf hin, dass durch diese Genregulationsmethode jahrelang anhaltende LDL-Reduktionen von 50 % bei zweimal jährlicher Dosierung erzielt werden.

PCSK9-Inhibitoren verstärken auch die Aktivierung des LDL-Rezeptors und steigern die Clearance-Effizienz um weitere 50 %. Die Ergebnisdaten sind zwar teuer, deuten jedoch auf eine um 15–20 % höhere Herzinfarkt- und Mortalitätsprävention hin, die über billige Statine im Kampf gegen behandlungsresistente Fälle hinausgeht. Familiäre Fälle von Hypercholesterinämie zeigen einen außergewöhnlichen Nutzen, während der Bedarf weiterhin eine breite Verbreitung einschränkt.

Methotrexat, das zuvor häufig zur Behandlung von entzündlicher rheumatoider und Psoriasis-Arthritis in niedrigen Dosen eingesetzt wurde, zeigte trotz anhaltend hoher Cholesterinwerte aufgrund einer veränderten Entzündungsbiologie der Arterienwand einen unerwarteten Rückgang von 18 % bei wiederkehrenden Herzinfarkten und Eingriffen. Gemeinsame Magen-Darm-Wege sind beteiligt.

Kardiologische Studien der dritten Phase testen direkte Infusionen von ApoA1 Milano – der seltenen genetischen Variante von Trägern, die trotz uneingeschränkter Ernährung praktisch immun gegen Arteriosklerose sind. Frühe intravenös konzipierte Versionen steigerten die Plaque-Regression im Vergleich zu Placebo, ohne dass Ernährungsumstellungen oder Statine erforderlich waren, was auf eine erhebliche Kapazität nach weiterer Optimierung hindeutet.

Neuartige zielgerichtete Infusionsbiologika sind äußerst vielversprechend für die Stabilisierung erosionsanfälliger Plaques, indem sie zerstörerische Entzündungsenzyme binden, die Apoptose der glatten Muskulatur verhindern und gefährliche Brüche mit Tandem-Ansätzen abdichten: Antikörper stabilisieren Schutzkappen, antiapoptotische Mittel zur Aufrechterhaltung der Zellintegrität, Gerinnungsmodulatoren verhindern avaskuläre Nekrose innerhalb. Klinische Tests sind jetzt dringend erforderlich.

Durch die Kombination von Deep-Phänotypisierungsalgorithmen unter Nutzung moderner Bildgebung, Genomen, Mitochondriomie, Proteomik und Metabolomik kann maschinelles Lernen Behandlungsreaktionen, Risikoverläufe und Plaque-Instabilitätsmuster besser vorhersagen, um individuelle Entscheidungen zu treffen und die Prävention zu verbessern. Trotz nachgewiesener Machbarkeit und Nutzen bleibt die flächendeckende Verbreitung jedoch gering. Es müssen Leitlinien weiterentwickelt werden, die eine multimodale, digitalisierte Diagnostik unterstützen.

Kontroversen über die Chelat-Therapie

Intravenöse Chelatinfusionen unter Verwendung von Ethylendiamintetraessigsäure (EDTA) wurden in alternativen Kreisen zur Behandlung von Arteriosklerose ohne belastbare Daten gefördert. Aktuelle Studiendaten scheinen endlich bescheidene Vorteile zu belegen, die eine geringere Progression im Vergleich zu Placebo zeigen, jedoch weniger dramatische Vorteile als von Befürwortern behauptet. Die Zugabe von oralen Chelatbildnern und die Optimierung von Lebensstilkomponenten verstärken die Wirkung sicherlich.

Mögliche Theorien konzentrieren sich auf die Bindung von EDTA und die Beseitigung von Mineralablagerungen entlang beschädigter Arterienwände, darunter Kalzium und Eisen, die die Blutgefäße versteifen, die Flexibilität einschränken und Entzündungen verstärken. Chelatbildung kann vorhandene Plaques ablösen und die Durchblutung steigern. Es verhindert auch die Bildung freier Radikale und Endprodukte der Glykierung der Blutzellen, die oxidative Schäden fördern.

Frühere Chelat-Studien waren methodisch schwach und klein, und Lebensstilfaktoren wurden typischerweise übersehen. Die jüngste jahrzehntelange Studie zur Beurteilung der Chelationstherapie (TACT) zeigte eine absolute Reduzierung der kardiovaskulären Ereignisse um 7 %, aber eine Verbesserung der diabetischen Ergebnisse um 40 %. Untergruppendaten deuteten auf Vorteile bei den über 65-Jährigen hin, obwohl in der Gesamtbevölkerung keine Wirkung zu verzeichnen war. Eine weitere gezielte Behandlung der Kreislaufpathophysiologie älterer Menschen ist angezeigt.

Der eigentliche Vorteil liegt wahrscheinlich in oralen chelatbildenden Nährstoffen wie Knoblauchextrakten, Mikropflanzenkonzentraten oder Nutrazeutika, die für eine konstante, geringe Evakuierung von Metallen sorgen und so langsame atherosklerotische Prozesse besser im Vergleich zu schnellen, hochdosierten intravenösen Versuchen allein angleichen. Dadurch werden natürliche Ausscheidungswege wiederhergestellt, die normalerweise aufgrund von Mineralienüberschuss, Glykation, endothelialer Dysfunktion, Entzündung und Mikrobiota-Störung scheitern und sich nach und nach toxische Ablagerungen bilden.

Der Mainstream-Standpunkt besteht darin, dass Chelatbildung keine Indikation darstellt, ohne dass eindeutig nachgewiesene atherosklerotische oder

Mortalitätsvorteile vorliegen, angesichts der Kosten, des Ressourcenverbrauchs und des ungewöhnlichen Risikos eines Nierenversagens, wenn der nicht verwaltete Zinkabfall zu weit geht. Andere integrative Ärzte sagen, dass möglicherweise moderate Vorteile und ein hohes Sicherheitsprofil dennoch eine umsichtige konservative Verabreichung unterstützen. Wie immer verzichtet der individualisierte Ansatz auf einen einheitlichen Konsens.

Es gibt keine Heilung, die den jahrzehntelangen kumulativen Schaden bei allen Patienten schnell rückgängig machen könnte. Aber intelligente ergänzende Therapien verstärken Ernährung, Aktivität, Einstellung und beziehungsbasierte Bemühungen, die auf grundlegende Faktoren für das Fortschreiten von Plaque abzielen – von denen oxidativer Stress und Entzündungen eine große Rolle spielen. Orale Chelatbildner dürften ihre Vorteile durch kontinuierliche milde Unterstützung im Vergleich zu einer begrenzten

Bevölkerungsgruppe, die nur intravenöse Methoden toleriert, vergrößern.

Stammzell- und Wachstumstherapien

Die Stammzellenbehandlung für geschädigten Herzmuskel nach Herzinfarkt, anhaltender Ischämie und Herzinsuffizienz ist vielversprechend bei der Reparatur verlorener kontraktiler Einheiten und der Stimulierung der Vaskulogenese zur Bildung neuer Arterien in ausgehungerten Bereichen. Frühe Studien injizieren Knochenmarkszellen in den Herzkreislauf und fördern so die Heilung von Infarktregionen, andernfalls kommt es zu einer allmählichen Verschlechterung. Die Verringerung der Sterblichkeit, die direkten Auswirkungen auf atherosklerotische Plaques und die Linderung von

Angina pectoris sind vielversprechend und werden noch weiter erforscht.

Das Gebiet hat sich weit über die Debatte über embryonale Stammzellen hinaus auf durch Erwachsene induzierte pluripotente Linien ausgeweitet und ethische Schwierigkeiten durch die zelluläre Neuprogrammierung in generative junge Zustände vermieden, die in der Lage sind, sich zu teilen und in durch Verletzungen verlorenes Gefäßgewebe zu differenzieren. Verfeinernde Verfahren verhindern onkogene Gefahren und ermöglichen eine Geweberegeneration. Über den anfänglichen Aufruhr hinaus entstehen Grundlagen für eine dramatische Anwendung, die möglicherweise im nächsten Jahrzehnt einen revolutionären Wert verwirklicht.

Im weiteren Verlauf der Entwicklung zielen neuartige Wachstumsfaktor-, Chemokin- und Angiogenese-aktivierende Behandlungen darauf ab, die mikrovaskuläre Durchblutung wiederherzustellen, die durch chronische Ischämie verloren geht, wenn größere Gefäße trotz bestmöglicher klinischer Revaskularisierungsbemühungen über Stents, Bypässe usw. hoffnungslos blockiert bleiben. Blutgefäßstimulierend Infusionszubereitungen stimulieren die Entstehung winziger Versorgungsleitungen, die Sauerstoff tiefer in schwierige Regionen transportieren.

Dennoch ermöglichen experimentelle, aber sich schnell entwickelnde radioaktive Techniken die gezielte Abgabe von in Mikrokügelchen eingebetteten Regenerationsfaktoren von außen, die in beschädigte Gewebebetten eindringen. Dies verhindert systemische Effekte und konzentriert die Vorteile genau dort, wo sie am meisten benötigt werden. Frühe Erfolge bei der Behandlung von Angina pectoris ohne Option erfordern weitere Untersuchungen, da Protokolle mit höherer Dosierung und gezielte Optimierungen die restaurativen Medikamente besser tiefer in Ischämiezonen bringen, die kaum anhalten.

Die Kombination von Stammzell- und Genbearbeitungstechniken könnte möglicherweise eine vollständige genetische Reparatur familiärer Hypercholesterinämie, lebensverkürzender Telomeranomalien und eine maßgeschneiderte Produktion von Schutzproteinen ermöglichen, die der Arterienheilung grünes Licht geben. Ausgereifte Ansätze gewährleisten eine sichere und stabile Anwendung in den kommenden Jahren. Im Moment ist es von entscheidender Bedeutung, die Lifestyle-Medizin zu maximieren und den Krankheitsverlauf zu stabilisieren, aber die Zukunft deutet darauf hin, dass eine tiefgreifende Heilung wahrscheinlich über die Krisenversorgung hinaus eintreten wird.

Behandlung von Parodontalerkrankungen für die Gesundheit der Arterien

Überraschenderweise weist die Hälfte der Menschen, die einen Herzinfarkt erleiden, auf eine aktive Zahnfleischerkrankung und eine orale bakterielle Plaque-Infiltration hin, obwohl häufig auf häufige Herzrisiken wie Cholesterin als Ursachen geachtet wird. Entzündetes Zahnfleisch beherbergt Effektor-Immunzellen und Krankheitserreger, die in den systemischen Kreislauf gelangen und dort direkt Arterienplaque bilden. Die Parodontaltherapie reduziert die Rate kardiovaskulärer Ereignisse dramatisch um mehr als ein Drittel, obwohl keine weiteren Verbesserungen der Pflege vorgenommen werden.

Orale bakterienspezifische DNA-Marker befinden sich in atherosklerotischen Blutgefäßen und bestätigen die Erkenntnis, dass eine lokalisierte

Infektion sich systemisch auf weite Bereiche weit über den Mund hinaus ausbreitet. Durch blutendes, entzündetes Zahnfleisch gelangen erhebliche Entzündungslasten und die Freisetzung von Zytokinen in den Blutkreislauf, was das Risiko deutlich über die lokale Auswirkung hinaus erhöht. Schwer zu ignorierende Behandlungen bieten eine relative Zweckmäßigkeit, um die seit langem erkannten, aber ignorierten Auswirkungen von Infektionen bei der Beschleunigung koronarer Erkrankungen anzugehen.

Für eine umfassende kardiologische Versorgung sind jetzt routinemäßige zahnärztliche Untersuchungen erforderlich, da Zahnfleischerkrankungen zu doppelt so schlechten kardiologischen Ergebnissen führen, während die Einstufung des Schweregrads das zukünftige Infarktrisiko vorhersagt. Dennoch waren zahnärztliche Überweisungen nie Teil der formellen Prävention. Einfache Hygienemaßnahmen wie Körpergröße, Planung, Antibiotika und medizinische Spülungen haben eine übergroße entzündungshemmende Wirkung.

Es überrascht nicht, dass einfaches Zähneputzen und die Verwendung von Zahnseide die kardiovaskuläre Mortalität um über 20 % senkt, was zeigt, dass die Einhaltung grundlegender Zahnhygiene ein Potenzial zur Immunmodulation aufweist. Durch die Unterstützung des Speichelflusses wird die Glykation verringert, während antibakterielle Pflanzenstoffe die Wirkung noch verstärken. Neuere epidemiologische Untersuchungen haben ergeben, dass die Exposition gegenüber Triclosan aus zahnmedizinischen Produkten mit erhöhtem Bluthochdruck verbunden ist. Die Richtung der Kausalität bleibt jedoch ungewiss, sodass Vorsicht geboten ist

Die Identifizierung von Wegen für Zusammenhänge zwischen Mundgesundheit und Herzgesundheit konzentriert sich auf Sanierung und Screening, bei denen ein großer Hebel leicht verfügbar ist, die jedoch derzeit in Statuszitaten außer Acht gelassen werden, die keine medizinisch-zahnmedizinische Zusammenarbeit vereinen. Finanzierungs- und gesundheitspolitische Änderungen müssen daher bidirektionale Konsultationen, die Integration digitaler Aufzeichnungen und Erstattungsmechanismen für die Praxis unterstützen, um eine systembasierte Behandlung zu verwirklichen.

Kapitel sieben

Angioplastie, Stents und Chirurgie

Wer braucht eine Angioplastie oder Bypass-Operation?

Eine sorgfältige, leitlinienorientierte medizinische Therapie, die alle Lebensstil- und präventiven pharmakologischen Entscheidungen berücksichtigt, sollte den Nutzen maximieren, bevor aufdringliche Maßnahmen ergriffen werden, die die Sterblichkeit bei stabilen Patienten im Vergleich zu großartigen modernen Medikamenten ohne Symptome nicht weiter senken. Allerdings machen bestimmte klinische Umstände trotz wirksamer medizinischer Therapien die Notwendigkeit mechanischer Eingriffe erforderlich.

Eine kritische Gliedmaßenischämie mit stark eingeschränkter Durchblutung der Beine führt zu hartnäckigen Schmerzen, Ulzerationen und dem Risiko einer Amputation ohne Revaskularisation. Doch eher eine diabetische Dysfunktion und eine Erkrankung kleiner Gefäße als eine lokalisierte Stenose erschweren die Genesung. Das Einsetzen von Stents bei heilbaren Becken- oder Oberschenkelläsionen bietet enorme Vorteile, eine ganzheitliche Betreuung ist jedoch weiterhin erforderlich.

Bei Verengungen der Nierenarterien kann eine Stentimplantation erforderlich sein, wenn Bluthochdruck und eine sich verschlechternde Nierenfunktion nicht zufriedenstellend auf multimodale konservative Behandlungen ansprechen. Die Verschlechterung setzt sich häufig ohne Wiederherstellung des Blutflusses fort und zeigt ungewöhnliche Vorteile für eine Untergruppe, die über den normalen Lebensstil und die Einnahme von Medikamenten hinausgehen.

Eine schwächende Angina pectoris, die trotz maximal verträglicher Medikamente, sportlicher Betätigung, Gewichtsoptimierung, Tabakentwöhnung und Stressreduzierung bestehen bleibt, weist auf die Notwendigkeit einer Revaskularisierung hin, wenn umfassend validiert wird, dass die Obstruktion großer Gefäße mit Symptomen einhergeht, die die Lebensqualität beeinträchtigen. Doch angesichts der verfahrenstechnischen Förderung der beschleunigten Atherosklerose bleibt die Begeisterung zu Recht gedämpft.

Bei der linken Hauptkoronarerkrankung besteht das höchste Risiko für einen schweren Infarkt mit Plaquezerstörung. Niedrigere Schwellenwerte für stenosebedingte Interventionen leiten Entscheidungen, dennoch ist eine medikamentöse Therapie unter der Annahme von Stabilität einigermaßen ausreichend. Eine sorgfältige Überwachung gewährleistet schnelles Handeln bei alarmierenden Veränderungen und vermeidet gleichzeitig Überreaktionen. Medikamentenfreisetzende Stents gleichen jetzt die Ergebnisse im Vergleich zu dringenden Bypass-Operationen aus.

Eine kongestive Herzinsuffizienz der Klassen III–IV mit verringerter Ejektionsfraktion trotz medikamentöser Optimierung erfordert eine sorgfältige Untersuchung, um zu einer Blockierung großer Gefäße beizutragen, die für einen Eingriff geeignet ist, der die Pump-Squeeze-Funktion verbessern könnte, um Flüssigkeitsüberladungssymptome zu lindern, die Belastungstoleranz zu erhöhen und Krankenhausaufenthalte zu verhindern. Soziale Unterstützung und Heimprogramme festigen die Gewinne.

Durch CT-Angiographie bestätigte hochbelastete Mehrgefäßerkrankung hilft bei der Entscheidung über eine Revaskularisierungsbehandlung auf der

Grundlage der SYNTAX-Bewertungsschwierigkeit. Hohe Werte deuten auf eine chirurgische Überweisung zur Reinigung hin, während niedrigere Werte eine perkutane Wahl ermöglichen, wenn die Symptome trotz der Wirksamkeit des Medikaments dies erfordern. Akinetisch abgestorbene Muskeln können ihre Funktion nach der Operation oft nicht ohne zusätzliche Stoffwechselunterstützung wiederherstellen.

Vorbereitung auf Angioplastie und Stent-Eingriffe

Herzkatheter-Angioplastie und Stenting-Behandlungen lösen bei vielen Patienten enorme Angst aus, da sie mit chirurgischen Eingriffen voller Drähte, Schläuche, Strahlenbelastung und medizinischer Unsicherheit konfrontiert sind. Um Schwierigkeiten zu vermeiden, bedarf es einer präventiven

Optimierung des Lebensstils, der Konzentration auf den Bedarf an qualitativ hochwertigen Informationen, der Schaffung von Vertrauen bei den Ärzten, der frühzeitigen Lösung von Sorgen und der Verankerung des inneren Friedens für alles, was kommt.

Das Erlernen von Informationen zu Angiographiespezifikationen, einschließlich Injektionen, Bildgebungstechnologien, Drähten, Ballons und Stents, klärt angemessen über Sorgen auf, ohne übermäßige Angst vor impressionistischen Sorgen oder der Konzentration auf Horrorgeschichten zu erzeugen. Stufenweises Verstehen fördert das kollaborative Engagement, verringert den Kontrollverlust und löst zunehmende Stressreaktionen aus, die die Heilung belasten.

Bei der Suche nach eigenverantwortlicher Verantwortung geht es um eine überschaubare Vorbereitung, wie z. B. die sanfte Steigerung der

Herz-Kreislauf-Aktivität bei gleichzeitiger Umstellung der Ernährung auf die Anforderungen des Eingriffs. Eine vorbeugende Zahnbehandlung verhindert das Risiko einer entfernten Endokarditis-Infektion. Testamente, Weisungen und Rechtsdokumente verhindern weitere Krisen, falls trotz der zunehmenden modernen Sicherheit trotz großer Chancen der schlimmste Fall irgendwie eintreten sollte.

Vertrauen entsteht durch passende Persona-Anbieter, die ein bedeutungsvolles Volumenerlebnis vermitteln, aber auch einen engagierten Kommunikationsstil, der einzigartig ankommt. Die Befragung von Kardiologen, die komplexe Perspektiven für individuelle Pathologien und Gefahren diskutieren, liefert vernünftige Messwerte und vermeidet übertriebene Positivität oder Alarmismus. Kulturelle Affinität stärkt das Selbstvertrauen in anfälligen Situationen, obwohl Zweitmeinungen Voreingenommenheit prüfen.

Über praktische medizinische Probleme hinaus beruhigen tiefgreifende spirituelle Zentrierungstechniken Stress- und Angststürme, die giftige Hormone freisetzen, die die Physiologie schädigen. Meditation, Gebet, Achtsamkeit, Eintauchen in Musik oder andere Rituale entwickeln eine ewige Verbindung und lindern vorübergehende Ängste. Die Visualisierung idealer Ergebnisse fördert positive Signalmoleküle und erhöht die Widerstandsfähigkeit. Liebe beseitigt Ängste, wenn sie trotz Hürden bewusst gefördert wird.

Die Einhaltung unmittelbar nach dem Eingriff erfordert eine sorgfältige Einschränkung der Aktivität, des Brustbeinschutzes, der Kompression der Stelle und der Medikamenteneinhaltung, um Problemen wie Hämatomblutungen, Stentgerinnung oder chirurgischer Dehiszenz vorzubeugen. Doch die Entwicklung der Fitness vor der Rehabilitation fördert die spätere Genesung. Selbstfürsorge optimiert die Ergebnisse.

Im Wesentlichen verbessert jede Komponente der Vorbereitung die Möglichkeit, Best-Case-Situationen zu erzielen – körperlich, emotional, beziehungsmäßig und spirituell. Gründliche Sorgfalt verringert negative Risiken und fördert gleichzeitig Erfahrungen von Ermächtigung, Vertrauen und schließlich Liebe, die Sorgen überwindet. Angst bricht zusammen, wenn sie von einer transzendenten Bedeutung übertroffen wird. Die Ergebnisse manifestieren die festgelegten Absichten. Richtig, Motivation weiht den Durchgang.

Genesung nach der Operation

Die Genesung nach Herzbypass- und Klappeneingriffen hängt davon ab, dass die Aktivität sorgfältig voranschreitet, mit Beschwerden umgegangen wird, Einschränkungen eingehalten werden, die die Heilung des Brustbeinknochens schützen, Warnzeichen einer Infektion genau verfolgt werden, Emotionen reguliert werden und Selbstpflegepraktiken zur Förderung der Selbstwirksamkeit eingesetzt werden, um eine weitere Sabotage maladaptiver Verhaltensweisen zu verhindern Gewinne. Geduld und Tempo ermöglichen eine vollständige Erholung.

Frühzeitiges Gehen und abgestufte Übungen verbessern die Ausdauer am besten, indem die Herzfrequenz schrittweise auf 30 Schläge über der Ruheschwelle erhöht wird. Dabei muss man aufmerksam darauf achten, besorgniserregende Rhythmusstörungen, Sauerstoffentsättigung oder Müdigkeit zu vermeiden, um Rückschläge zu verhindern. Leichtes Krafttraining wirkt dem Muskelschwund phasenweise zusätzlich entgegen, ohne dass sich Brustwunden verschlimmern. Die Ernährung konzentriert sich auf entzündungshemmende natürliche Lebensmittel.

Kognitives Verhaltenscoaching hilft dabei, emotionale Schwankungen nach der Operation wie Tränenfluss als typische Reaktion auf ein Trauma und nicht als persönliches Versagen zu umgehen. Therapeutisches Schreiben fördert die konstruktive Lösung von Bedenken, Bedauern, Trauer über Verluste und Identitätsveränderungen und entwickelt gleichzeitig das Selbstbewusstsein. Soziale Selbsthilfegruppen verringern die Isolation, wenn Kameradschaft und Empathie Hindernisse beseitigen.

Vertraute Vertraute bieten Präsenz bei der Bewältigung von Herausforderungen, die enorm entstehen, wenn ungeäußerte Angst Reaktionen des sympathischen Nervensystems auslöst, die Panik und Defätismus hervorrufen und möglicherweise das Unwohlsein, den Blutdruck und die Anfälligkeit für Herzrhythmusstörungen verstärken und die Ruhe und Verdauung beeinträchtigen. Durch die Unterdrückung mentalen Geplappers werden

Adrenalin und Cortisol gesenkt, wodurch die Aktivierung des Hinterhirns verhindert und die Heilung besser unterstützt wird.

Das Beherrschen der Stressresilienz, insbesondere in den ersten Monaten, das Überstehen von Energierückschlägen, Trainingshindernissen und regelmäßigen Heilungskursen, schützt Gefäße und Herzmuskel, ohne die Willensreserven durch Kollaps zu erschöpfen. Leichtes Yoga, Meditation und die Interaktion mit Mahlzeiten minimieren Isolation und anhaltende Entzündungen, die immer noch überlastete physiologische Ressourcen verbrauchen und große chirurgische Folgen haben.

Ein integriertes Pflegeteam, das Chirurgie, Pflege, Therapie, Coaching, Ernährung und administrative Unterstützung integriert, sorgt für optimale Kontinuität, koordiniert die Nachsorge und befolgt gleichzeitig Richtlinienmetriken zum Ausgleich der Durchgängigkeit des Transplantats und des Blutungsrisikos. Sie decken proaktiv potenzielle

Komplikationen auf, frühe Anzeichen, die nicht sofort erkennbar sind. Ausgerichtet hilft, die Belastung zu lindern.

Kontinuierliche Betreuung für beste Ergebnisse

Um dauerhaftes, maximales körperliches, emotionales und spirituelles Wohlbefinden auch Jahre nach Koronarbypass- oder Stenteingriffen ohne Rückbildung zu erreichen, sind eine konsequente sorgfältige Einhaltung, die Koordinierung der Nachsorgeüberwachung, eine leitliniengerechte Lebensstilmedizin und fein abgestimmte Medikamente erforderlich, um Stabilisierungsgewinne aufrechtzuerhalten und wiederkehrende Ereignisse zu minimieren zusätzliche Eingriffe.

Lebenslanges Lernen legt den Schwerpunkt auf lebenslange Tabakvermeidung, pflanzliche Ernährung, regelmäßige Aktivitätsziele von mehr als 7500 täglichen Schritten, guten Schlaf von mindestens 7 Stunden sowie Aktivitäten zur Stressbewältigung wie Achtsamkeit oder Yoga, die den parasympathischen Tonus erhalten. Zusammen ermöglichen sie Verbesserungen der Fitness, emotionale Belastbarkeit, starke Immunität und gezieltes Altern. Sie verhindern, dass die Mobilität abnimmt, was die Unabhängigkeit bedroht und das Herz-Kreislauf-Risiko trotz ansonsten guter Therapien erhöht.

Fortschritte ermöglichen jetzt virtuelle Telemedizin-Videobesuche und das Remote-Streaming biometrischer Daten über tragbare Geräte wie Blutdruck, Glukosekontrolle, Aktivitätsniveau und elektrische Herzrhythmen, wodurch die lästige Abhängigkeit von Büroterminen durch sofortige Sichtbarkeit des

Anbieters ersetzt wird und das Selbstmanagement des Patienten durch digital verbesserte Koordination des Pflegeteams unterstützt wird. Die Teilnahme an praktischen Programmen zur Steigerung der Therapietreue verbessert die langfristige Nachhaltigkeit lebenswichtiger Bemühungen zur Erhöhung der Lebenserwartung, wie z. B. die Teilnahme an einer kardiologischen Reha.

Eine konsequente medizinische Überwachung hilft bei der Titration vorbeugender Medikamente, um ein Gleichgewicht zwischen Transplantatgerinnung und störenden Blutungen herzustellen und gleichzeitig die Cholesterinwerte und das glykämische Management zu stabilisieren, um wiederholte Verengungen zu verhindern, indem die noch anhaltende Entzündung gedämpft wird. Alle ein bis drei Jahre durchgeführte Überwachungstests prüfen die Stabilisierung oder besorgniserregende Beschleunigung, die auf Veränderungen hindeutet.

Im Wesentlichen bewahren präzise, aber mitfühlende Selbstpflegemethoden anfängliche chirurgische und interventionelle Verbesserungen mit gleichbleibender Konsequenz und Patientendisziplin, analog zum Spitzensporttraining, wenn auch langsamer. Dies verhindert vorübergehende Rückschläge, die typischerweise auftreten, wenn die Motivation nachlässt. Kleine, nachhaltige, gesunde Lebensstilpraktiken erschweren die Entwicklung im Laufe der Jahre durch schwierige Transformationen erheblich. Jede kluge Entscheidung erzeugt Leistungsdynamik und wachsende Kraft.

Kapitel Acht

Umkehrung von Herzerkrankungen durch einen integrativen Ansatz

Erstellen Sie eine maßgeschneiderte Strategie für Sie

Personalisierte Behandlungsansätze und nicht unflexible Verallgemeinerungen sind für die erfolgreiche Umkehrung der koronaren Herzkrankheit durch die beständige Anwendung gesunder Lebensstiländerungen, die spezifisch auf die Situation, die Risikofaktoren und die Fähigkeiten jedes Einzelnen zugeschnitten sind, von entscheidender Bedeutung. Patienten werden durch die Festlegung quantifizierbarer Prozessziele durch gemeinschaftliche, echte Motivation gestärkt.

Um aktuelle Probleme zu lösen, müssen wir uns von starren Regeln und Vorschriften lösen, die aus Gründen der Standardisierung erlassen wurden, heute aber für weite Teile der Gesellschaft irrelevant sind. Durch die Kombination von Informationen aus fortschrittlichen Testgremien mit den Phänotypen und Genotypen einer Person kann eine präzise Lebensstilplanung Menschen dabei helfen, Gesundheitsverhalten zu priorisieren, ihre Ernährung zu verbessern, ihre körperliche Aktivität zu steigern und ihr emotionales Wohlbefinden zu verbessern.

Darmpermeabilität, Mikrobiota-Störung und glykämische Unvorhersehbarkeit sind die drei Hauptursachen für Entzündungen, und die Analyse der Lebensmittelsensitivität hat die Faktoren identifiziert, die diese Prozesse aktivieren. Entsprechend den spezifischen Anforderungen der Mikrobiomökologie kann eine Reduzierung des oxidativen Stresses und der immunologischen Aktivierung durch den Verzehr von mehr phytonährstoffreichen Früchten, Gemüse, Kräutern, Gewürzen und Getränken sowie durch den Verzehr von weniger reaktivem Fleisch, Getreide und Milchprodukten erreicht werden.

Eine schrittweise Steigerung der täglichen Mobilität auf niedrigem Niveau bei gleichzeitiger Minimierung langer sitzender Sitzungen führt laut der Zeitschrift Lancet zu den stärksten Sterblichkeitsvorteilen durch körperliche Betätigung. Muskelmasse und Mobilität verschlechtern sich mit zunehmendem Alter, Inaktivität und metabolischen Rückschlägen, die durch atherogene Lebensstilentscheidungen und Gefäßerkrankungen verursacht werden. Eine schrittweise Stärkung kann jedoch dabei helfen, diese Effekte umzukehren.

Um die emotionale Belastbarkeit in schwierigen Heilungsphasen zu gewährleisten, ist es wichtig, nach modifizierbaren schädlichen Schwermetall- und Biotoxinbelastungen zu suchen, die sich unabsichtlich in der Nahrung und Umgebung eines Menschen angesammelt haben. Dieses Screening liefert eine Freigabe, die die Gesundheit des Gehirns, die Methylierungseffizienz und den mitochondrialen Stoffwechsel verbessert. Versteckte fundamentale Faktoren behindern Bemühungen, wenn sie unentdeckt bleiben.

Kollaborative Therapiepartnerschaften fördern Motivation, Verständnis und Verantwortlichkeit auf lange Sicht effektiver als Einzelaufträge von Fremden, die zu Nichteinhaltung, Missverständnissen und passiver Gleichgültigkeit neigen. Die Entwicklung dauerhafter Strategien zur Gewinnung sozialer Unterstützung, zur Überwindung psychologischer Widerstandspunkte gegen Veränderungen und zur Sicherung der Logistik in der häuslichen Umgebung verbessert die Umsetzung geplanter Interventionen.

Im Wesentlichen verbindet die Präzisions-Lifestyle-Medizin konventionelle

Präventionsrichtlinien mit modernsten Innovationen, die mit der Einzigartigkeit des Patienten, lokalen Ressourcen, sozialen Netzwerken und Glaubensmustern, die den Verhaltenserfolg bestimmen, im Vergleich zu allein analytischen Vorschlägen verknüpft sind. Es fördert nachhaltige Prozesse im Einklang mit Identität, Kapazität und Bedeutung mehr als unflexible Ideale, die letztendlich nicht nachhaltig sind. Kleine, flexible, inkrementelle Ziele schaffen Kapazitäten, die progressive Fortschritte stabilisieren.

Lebensstiländerungen umsetzen

Die effektivsten Programme zur Umkehrung koronarer Herzkrankheiten legen großen Wert auf die Fähigkeit zur Verhaltensänderung und helfen Patienten dabei, vorhersehbare Barrieren, Plateaus, Rückfallauslöser und schwankende Motivation zu überwinden, die selbst die besten Fitness-,

Ernährungs- und Stressbewältigungspläne gefährden. Die Entwicklung von Selbstwirksamkeit und unterstützter Verantwortung beugt Rückschlägen vor.

Sich entwickelnde Perspektiven betonen, dass Ungehorsam in der Lebensstilmedizin selten aus Widerstand oder Apathie resultiert, sondern in der Regel aus mangelnder Kompetenz im Umgang mit Ängsten, Übergangsproblemen und mangelnden Fähigkeiten, die mittlerweile für viele, die nach Veränderung streben, gut charakterisiert sind. Gradualistische geringfügige Kantentraktion hält besser an als radikale Modifikationen, die übermäßig stimulierte Fluchtinstinkte eines ansonsten unsozialisierten neurologischen Systems hervorrufen.

Psychoedukation über nachgewiesene Mechanismen zur schrittweisen Festigung neuer Gewohnheiten wie die Vermeidung von Zucker, bis das Verlangen nachlässt, oder die Nutzung zügiger

Spaziergänge, bis sich das Unbehagen in positive Neurotransmitter-Flusszustände umwandelt, begründet ein logisches Verständnis der erwarteten Plateaus im Voraus, sodass sie in dem Moment, in dem sie biologisch auftreten, nicht überraschen und entmutigen Instinkte wettern gegen zivilisierte Zurückhaltung. Dies normalisiert vorhersehbare Herausforderungen.

Das Erkennen typischer Rückfallauslöser wie emotionaler Aufruhr, soziale Isolation, krankheitsbedingte Belastungen oder Anpassungen des Umweltkontexts trägt dazu bei, prädiktive Vorbereitungen zu treffen und adaptive Bewältigungsfähigkeiten zu trainieren, bevor stressbedingte Erschöpfung die belastbaren Reserven untergräbt. Easy-Call-Unterstützungen verhindern eine Verschlechterung. Zukünftige Tempoprüfungen überraschen und vereiteln größere Vorwarnungsversuche nicht mehr.

Die Bewältigung von Identitätslähmungen und Übergangsunsicherheit durch Bloggen, Team-Sharing und gezielte Werteklärungsübungen führt zu einem erweiterten gesunden Funktionieren in moralischer Absicht und persönlicher Sinnstiftung, anstatt diskrete Akte vorübergehender Fügsamkeit zu bleiben, die schließlich aufgrund mangelnder Verbindung zum tiefsten Gefühl des aufopfernden Beitrags aufgegeben werden transzendentale Bedeutung bewahren. Jenseits des Verhaltens liegt das Werden.

Die Umstrukturierung physischer Räume, die Beschaffung sozialer Verstärkung, die frühzeitige Strategieplanung für Alternativen und die Integration von Verantwortlichkeitsleitplanken in die Tagesstruktur erhöhen die Wahrscheinlichkeit, Lifestyle-Medizinstäbchen zu übernehmen, bis intrinsische Motivationstriebe das Verhalten mit der Identität verschmelzen, wo wachsame, bewusste Anwendungsbemühungen von Moment zu Moment weniger notwendig werden. Dies zeigt, wie wichtig langfristige Nachhaltigkeit ist.

Im Wesentlichen erfordert die Unterstützung bei der Umkehrung einer Koronarerkrankung professionelles Coaching, Tracking und Teamkoordination über Jahre hinweg, da praktisch unvermeidbare Rückschläge in der Entwicklung, variable Motivationsprobleme und situativer Druck die anfänglichen Fortschritte zunichtemachen. Durch die Normalisierung von Hürden und die Organisation effektiver Lebensumstrukturierungen zur Festigung der Vorteile erhält die Konsistenz wachsende Kapazitäten aufrecht und erhält das Herz-Kreislauf-System über lebenslange Zeiträume hinweg, indem sie das Herz-Kreislauf-Schicksal neu gestaltet.

Zusammenarbeit mit Ihrem medizinischen Team

Die Umkehrung der koronaren Herzkrankheit und der damit verbundenen Risikofaktoren erfordert weitreichende, patientengesteuerte Änderungen des Lebensstils, die weit über die alleinige Beratungskapazität der Arztpraxen hinausgehen und spezielles Coaching, Nachverfolgung und Teamkoordination zur Unterstützung jahrelanger Bemühungen zur Optimierung des Gesundheitsverhaltens erfordern, die häufig anfällig für schwankende Motivation, Wissenslücken und situative Stressfaktoren sind anfängliche Erfolge zunichtemachen.

Die Zusammenarbeit multidisziplinärer medizinischer Teams zur Koordinierung von Kardiologie, Grundversorgung, Krankenpflege, Ernährung, psychischer Gesundheit, Fitness und Wellness-Coaching erweist sich als notwendig, um nachhaltige Erfolge zu erzielen, anstatt einzelne Ärzte in kurzen Terminen festzusitzen und damit überfordert zu sein, neben der Steuerung pharmakologischer Optionen auch eine umfassende Lebensstilplanung zu versuchen. Verantwortung breitet sich aus.

Die Ausweitung von Büros in Gesundheitssysteme mit Lifestyle-Medizin-Programmen bietet wichtige Bewegungsunterstützung, Kochkurse, Selbsthilfegruppen und Nachsorge, während bei herkömmlichen Interventionen der Schwerpunkt nur auf Verfahren und Medikamenten liegt. Der Zugriff auf virtuelle Videos auf Abruf erweitert die Reichweite. Konservative Kosteneinsparungen belohnen Engagement.

Mainstream-Positionen betonen, dass die Besorgnis des Arztes einen Lebensstildrift übersteigt, der die klinischen Standards übersteigt, obwohl Daten bestätigen, dass die meisten Patienten einen integrativen Gesundheitsansatz sehr schätzen. Die

Einbeziehung wird sogar noch wichtiger bewertet als die eng wahrgenommene Wirksamkeit der Intervention, da sie Auswirkungen auf Nebenwirkungen, Kosten und die Abstimmung zwischen Arzt und Patient hat. Kulturelle Vorlieben verdienen Inklusion.

Durch die Sicherstellung, dass professionelle Dienstleistungen erstattet werden, auch wenn sie aus der Ferne erbracht werden, wird der Zugang gesichert und ein optimaler Grad an Nachsorgeintensität unterstützt, der der Krankheitskomplexität über die reine Krise hinaus entspricht. Policen und Versicherer zwingen den Ärzten die Verantwortung auf, verweigern ihnen jedoch die Bezahlung für alles, was über die Eingriffe hinausgeht, was ironischerweise die Versorgungslücke vergrößert. Verträge müssen sich an die digitale Bereitstellung anpassen.

Die Regulierungsbehörden müssen Richtlinien anpassen, die den Lebensstil als unverzichtbare

Krankheitsbehandlung anerkennen, auch ohne Rezeptrechte – Diäten, Aktivität, Stressreduzierung und emotionale Gesundheit stellen selbst grundlegende Medikamente dar, ohne für immer auf Multipillen als einzige kompensatorische Optionen angewiesen zu sein. Ernährungsberatung erfordert eine Abdeckung, um Anreize für bewährte Best Practices zu schaffen.

Im Wesentlichen stellt die teambasierte Lifestyle-Medizin die einzige skalierbare Lösung dar, die in der Lage ist, die Billionen-Dollar-Pandemie zu bewältigen, während keine exklusiven Patente den Zugang durch Preisbeschränkungen einschränken, die die meisten neuartigen Verfahren oder Behandlungen betreffen. Integrative Kompetenzentwicklung und interdisziplinäre Pflegestärkung liefern die fehlenden Verbindungen, die es den Menschen ermöglichen, ihre Entscheidungsfreiheit zurückzugewinnen und besser zu werden.

Dem langfristigen Erfolg verpflichtet

Um ein maximales Wohlbefinden und eine wirksame Vorbeugung koronarer Herzkrankheiten über Jahrzehnte statt über Jahre aufrechtzuerhalten, ist ein unerschütterliches lebenslanges Engagement für tägliche, schrittweise Lebensgewohnheiten erforderlich, die die emotionale Belastbarkeit kultivieren und die Motivation bei unvermeidlichem schwankenden Enthusiasmus, Rückfällen und erneuten Krisen stärken, die über die anfänglichen Erfolge hinausgehen. Fortschritt entsteht aus bescheidenen Schritten, die sich nach und nach verstärken.

Das chronische Pflegemodell priorisiert nachhaltige Lebensstil-Verhaltenspläne als zentrale Therapie zur Förderung der Fähigkeitserweiterung, die langsame Stabilisierung neuer Sollwerte zur Schaffung rhythmischer, konsistenter gesunder

Standardeinstellungen, die schließlich zu relativ mühelosen, identitätsorientierten Funktionen werden, die keine wachsame Durchsetzung der Willenskraft mehr erfordern und anfällig für Misserfolge sind, sobald sie abgelenkt oder erschöpft sind. Dies verringert die Abhängigkeit von Rettungseinsätzen während des Verfalls.

Gut konzipierte Heimübungsrituale, die täglich eine parasympathische Entspannungsreaktion hervorrufen, stärken die Regulierung des Nervensystems, verhindern übermäßige Kampf- oder Fluchterregung aufgrund erschöpfter Stressbewältigungsgrenzen, beschleunigen Gefäßentzündungen, Insulinresistenz, Katecholaminschübe und den myokardialen Sauerstoffbedarf und erhöhen so das Risiko von Arteriosklerose, Ischämie und Arrhythmien – insbesondere bei anfälligen Personen, die zu Ängsten und Perfektionismus neigen und trotz intellektueller Motivation Schwierigkeiten haben, sich selbst zu pflegen.

Durch die Etablierung morgendlicher Sportgewohnheiten und die Zubereitung wöchentlicher Fertigmahlzeiten im Voraus wird eine gesunde Auswahl optimiert, was Lethargie entgegenwirkt und schließlich Fehlentscheidungen begünstigt, wenn die Terminenergie durch überfüllte, vielfältige tägliche Anforderungen erschöpft wird, die disziplinierte Pläne überlasten. Verantwortlichkeitsteams sorgen für externe Motivation, bis die angeborenen Antriebe miteinander verschmelzen und Krankheitsumkehrvorgänge relativ automatisch erfolgen, die dem Zähneputzen entsprechen.

Die Korrektur von Makro- und Mikronährstoffdefiziten durch eine Verbesserung des Lebensstils oder eine gezielte Nahrungsergänzung verhindert einen Entwicklungsstopp und verringert die physiologische Widerstandsfähigkeit, die sich aus jahrzehntelanger Vernachlässigung der Ernährung ansammelt, die dadurch maskiert wird, dass die jugendliche Vitalität schlechte Ernährungsauswirkungen nicht mehr abfedert und die Multimorbidität beschleunigt. Auf die biochemische Individualität abgestimmte diagnostische Tests ermöglichen eine personalisierte Präzisionsanleitung zur Dosierung wichtiger Regulatoren, die für die Erhaltung der Fitness erforderlich sind.

Im Wesentlichen erfordert die Unterstützung einer langfristigen Umkehrung von Herz-Kreislauf-Erkrankungen eine Skalierung einer nachhaltigen Neukalibrierung des Lebensstils und eine Verbesserung der Situationsfähigkeit, bis gesunde Gewohnheiten halbautomatisch und selbstverstärkend werden. Dies führt zu einer vertrauenswürdigen Konsistenz, bei der die Absicht bestehen bleibt, aber keine mühsamen, andauernden Kämpfe um grundlegendes Wohlbefinden mehr erfordert, die zu schwankendem Antrieb neigen. Allmähliches inkrementelles Wachstum entwickelt eine Dynamik, die den Horizont der Vitalität Jahr für Jahr erweitert.

Exklusiver Bonus

Umfassendes Heimtrainingsprogramm für die Herzgesundheit

Die Aufrechterhaltung eines regelmäßigen Trainingsprogramms ist für die Unterstützung der Herzgesundheit, die Verbesserung der Herz-Kreislauf-Funktion und die Verringerung des Risikos von Herzerkrankungen von entscheidender Bedeutung. Dieses komplette Heimtrainingsprogramm wurde entwickelt, um die Herzgesundheit zu verbessern, indem es eine Mischung aus Aerobic-, Krafttrainings-, Flexibilitäts- und Ausgleichsaktivitäten verwendet. Konsultieren Sie immer einen Arzt, bevor Sie mit einem neuen Fitnessprogramm beginnen, insbesondere wenn Sie sich mit einer bestimmten Erkrankung oder Gesundheitsproblemen befassen.

Sich warm laufen:

Beginnen Sie jede Trainingseinheit mit einem 5-10-minütigen Aufwärmen, um Ihren Körper auf das Training vorzubereiten und das Verletzungsrisiko zu senken. Führen Sie leichte Herz-Kreislauf-Aktivitäten durch, z. B. zügiges Gehen, Marschieren auf der Stelle oder Radfahren auf einem stationären Fahrrad in mäßiger Geschwindigkeit.

Aerobic-Training:

Aerobic- oder Herz-Kreislauf-Training trägt dazu bei, Herz und Lunge zu stärken, die Durchblutung zu verbessern und die allgemeine Herz-Kreislauf-Fitness zu verbessern. Streben Sie jede Woche mindestens 150 Minuten Aerobic-Training mittlerer Intensität oder 75 Minuten Training hoher Intensität an, verteilt auf mehrere Tage.

1. Zügiges Gehen oder Marschieren auf der Stelle:

- Dauer: 20-30 Minuten

   – Beschreibung: Gehen Sie zügig um Ihr Zuhause herum oder marschieren Sie auf der Stelle, pumpen Sie Ihre Arme und heben Sie Ihre Knie an, um die Intensität zu steigern.

2. Springseil oder simulierte Jumping Jacks:

- Dauer: 10-15 Minuten

   – Beschreibung: Führen Sie traditionelle Springseilübungen durch oder reproduzieren Sie Jumping Jacks ohne Seil und konzentrieren Sie sich dabei auf einen gleichmäßigen Rhythmus und eine sanfte Landung.

3. Tanz- oder Aerobic-Tanztraining:

  - Dauer: 20-30 Minuten

   – Beschreibung: Genießen Sie das Tanzen zu Ihrer Lieblingsmusik oder folgen Sie den online verfügbaren Aerobic-Tanz-Fitnessvideos.

Krafttrainingsübungen:

Krafttraining trägt dazu bei, Muskelmasse aufzubauen, den Stoffwechsel anzukurbeln und die allgemeine Kraft und Ausdauer zu verbessern. Integrieren Sie Widerstandstrainings, die auf wichtige Muskelgruppen abzielen, und streben Sie 2–3 Sitzungen pro Woche mit mindestens 48 Stunden Abstand zwischen den Sitzungen an, um die Muskelregeneration zu fördern.

1. Kniebeugen mit dem eigenen Körpergewicht:

- Sätze: 3 - Wiederholungen: 10-15

   - Beschreibung: Stehen Sie mit hüftbreit auseinander stehenden Füßen, gehen Sie in die Hocke, als würden Sie sich auf einen Stuhl zurücklehnen, und kehren Sie dann zum Stehen zurück, wobei Sie Ihren Quadrizeps, Ihre Oberschenkelmuskulatur und Ihre Gesäßmuskulatur verwenden.

2. Liegestütze oder modifizierte Liegestütze:

- Sätze: 3 – Wiederholungen: 8–12 – Beschreibung: Führen Sie klassische Liegestütze oder modifizierte Liegestütze auf den Knien durch und trainieren Sie dabei Brust, Schultern und Trizeps, während Sie vom Kopf bis zu den Fersen eine gerade Linie beibehalten.

3. Stuhldips:

- Sätze: 3 - Wiederholungen: 10-15 - Beschreibung: Setzen Sie sich auf die Kante eines starken Stuhls, greifen Sie die Kante mit Ihren Händen, rutschen Sie nach vorne, senken Sie Ihren Körper, indem Sie Ihre Ellbogen beugen, und drücken Sie ihn dann wieder nach oben, wobei Sie auf den Trizeps zielen.

4. Ausfallschritte:

- Sätze: 3 - Wiederholungen: 10-12 pro Bein
– Beschreibung: Machen Sie einen Schritt nach vorne in einen Ausfallschritt, senken Sie Ihren Körper, bis beide Knie in einem 90-Grad-Winkel

gebeugt sind, und kehren Sie dann abwechselnd mit den Beinen in die Ausgangsposition zurück.

Flexibilität und Dehnung:
Beweglichkeitsübungen fördern die Beweglichkeit der Gelenke, lösen Muskelverspannungen und verbessern die allgemeine Beweglichkeit. Integrieren Sie Dehnübungen nach jeder Trainingseinheit und in Ihre tägliche Routine, um optimale Flexibilität und Bewegungsfreiheit zu gewährleisten.

1. Dehnung der Oberschenkelmuskulatur:
- Halten Sie jedes Bein 15 bis 30 Sekunden lang gedrückt
— Beschreibung: Setzen Sie sich auf den Boden, strecken Sie ein Bein nach vorne, beugen Sie das andere Knie, beugen Sie sich von der Hüfte nach vorne und greifen Sie langsam zu Ihren Zehen, wobei Sie eine Dehnung an der Rückseite des ausgestreckten Beins spüren.

2. Wadendehnung:

- Pro Bein 15–30 Sekunden lang gedrückt halten
– Beschreibung: Stellen Sie sich an eine Wand, stellen Sie einen Fuß hinter sich mit der Ferse auf den Boden, beugen Sie das vordere Knie, beugen Sie sich nach vorne und drücken Sie die hintere Ferse in Richtung Boden, um die Wadenmuskulatur zu dehnen.

3. Quadrizeps-Dehnung:

- Halten Sie jedes Bein 15–30 Sekunden lang gedrückt
– Beschreibung: Stellen Sie sich aufrecht hin, beugen Sie ein Knie, fassen Sie den Knöchel oder Fuß mit der entsprechenden Hand, ziehen Sie die Ferse sanft in Richtung Gesäßmuskulatur und spüren Sie eine Dehnung an der Vorderseite des Oberschenkels.

4. Brust- und Schulterdehnung:

- 15–30 Sekunden lang gedrückt halten

– Beschreibung: Verschränken Sie die Hände hinter dem Rücken, strecken Sie die Arme, heben Sie die Brust an und ziehen Sie die Arme sanft nach hinten und oben, wobei Sie Brust und Schultern strecken.

Gleichgewichts- und Stabilitätsübungen: Gleichgewichts- und Stabilitätsübungen verbessern die Koordination, Propriozeption und Haltungskontrolle, minimieren das Sturzrisiko und steigern die allgemeine Stabilität.

1. Einbeinstand:
- Halten Sie jedes Bein 20 bis 30 Sekunden lang gedrückt
– Beschreibung: Stehen Sie auf einem Bein, halten Sie das Gleichgewicht, aktivieren Sie die Rumpfmuskulatur und konzentrieren Sie sich auf einen stabilen Punkt, um Gleichgewicht und Stabilität zu entwickeln.

2. Von der Ferse bis zu den Zehen gehen:
- Dauer: 1-2 Minuten

- Beschreibung: Gehen Sie in einer geraden Linie und platzieren Sie bei jedem Schritt die Ferse eines Fußes direkt vor den Zehen des anderen Fußes, um Gleichgewicht und Koordination zu fördern.

3. Wandsitz:

- 20-30 Sekunden lang gedrückt halten

— Beschreibung: Lehnen Sie sich an eine Wand, rutschen Sie mit im 90-Grad-Winkel gebeugten Knien in eine sitzende Position, halten Sie sie und kehren Sie dann zum Stehen zurück, wobei Sie auf den Quadrizeps und die Gesäßmuskulatur zielen.

Abkühlen:

Beenden Sie jede Trainingseinheit mit einer 5-10-minütigen Abkühlung, um Ihre Herzfrequenz schrittweise zu senken, wichtige Muskelgruppen zu dehnen und Entspannung und Heilung zu fördern. Führen Sie leichte Dehnübungen durch, die auf die primär an Ihrem Training beteiligten

Muskelgruppen abzielen, um die Flexibilität zu fördern und Muskelkater zu reduzieren.

Bleiben Sie hydriert und hören Sie auf Ihren Körper: Bleiben Sie vor, während und nach dem Training ausreichend hydriert, indem Sie regelmäßig Wasser trinken. Hören Sie auf Ihren Körper, passen Sie Ihr Tempo an und passen Sie die Übungen nach Bedarf an Ihr Fitnessniveau an und vermeiden Sie Überanstrengung oder Verletzungen.

Bewerten Sie den Fortschritt und bleiben Sie konsistent: Notieren Sie sich Ihre Trainingseinheiten, bewerten Sie Ihre Fortschritte und passen Sie Ihr Trainingsprogramm nach Bedarf an, um sich weiterhin selbst herauszufordern und konsistente Fortschritte bei der Erreichung Ihrer Fitnessziele zu erzielen. Bleiben Sie konsequent, machen Sie Bewegung zu einem festen Bestandteil Ihrer Routine und genießen Sie die vielen Vorteile eines herzgesunden Lebensstils.

Indem Sie dieses umfassende Heimtrainingsprogramm in Ihre Routine integrieren, können Sie die Gesundheit Ihres Herzens unterstützen, die allgemeine Fitness steigern und ein aktiveres und lohnenderes Leben führen. Denken Sie daran, sich bei Fragen oder Bedenken an einen Arzt oder Sportexperten zu wenden, und stellen Sie bei Ihren Trainingsaktivitäten immer Sicherheit und Spaß an die erste Stelle. Begeben Sie sich auf den Weg zu mehr Gesundheit und feiern Sie unterwegs Ihre Erfolge!

20 nährstoffreiche, herzgesunde Rezepte

1. Lachs- und Quinoa-Bowls:

- Zutaten: Lachsfilets, Quinoa, Kirschtomaten, Spinat, Olivenöl, Zitrone, Knoblauch.

- Zubereitung: Lachs grillen, Quinoa kochen, Spinat und Tomaten mit Knoblauch anbraten und über Quinoa servieren.

2. Mediterraner Kichererbsensalat:

- Zutaten: Kichererbsen, Kirschtomaten, Gurken, rote Zwiebeln, Fetakäse, Oliven, Olivenöl, Zitronensaft, Oregano.

- Zubereitung: Alle Zutaten vermischen und mit Olivenöl, Zitronensaft und Oregano vermischen.

3. Puten- und Gemüsespieße:

- Zutaten: Putenbrust, Paprika, Zucchini, Kirschtomaten, Olivenöl, Knoblauch, Rosmarin.

- Zubereitung: Die Stücke auf Spieße stecken, mit Knoblauch und Rosmarin-Olivenöl beträufeln und grillen, bis der Truthahn gar ist.

4. Mit Quinoa gefüllte Paprika:

- Zutaten: Quinoa, schwarze Bohnen, Mais, Tomaten, Zwiebeln, Paprika, Kreuzkümmel, Chilipulver.

- Zubereitung: Quinoa kochen und mit schwarzen Bohnen, Mais, Tomaten, Zwiebeln und Gewürzen vermischen. Paprika füllen und weich backen.

5. Gebackener Kabeljau mit Zitrone und Kräutern:

- Zutaten: Kabeljaufilets, Zitrone, Petersilie, Thymian, Olivenöl, Knoblauch.

- Zubereitung: Den Fisch auf eine Backform legen, mit Olivenöl beträufeln und mit Zitrone, Kräutern und Knoblauch bestreuen. Backen, bis es fertig ist.

6. Gemüsepfanne mit Tofu:

- Zutaten: Tofu, Brokkoli, Paprika, Karotten, Erbsen, Sojasauce, Ingwer, Knoblauch.

- Zubereitung: Tofu und Gemüse in Sojasauce, Ingwer und Knoblauch anbraten, bis sie weich sind.

7. Spinat-Beeren-Salat:

- Zutaten: Spinat, gemischte Beeren, Walnüsse, Feta-Käse, Balsamico-Vinaigrette.

- Zubereitung: Spinat, Beeren, Walnüsse und Feta vermischen. Mit Balsamico-Vinaigrette beträufeln.

8. Im Ofen gebratenes Hähnchen mit Süßkartoffeln:

- Zutaten: Hähnchenschenkel, Süßkartoffeln, Rosmarin, Olivenöl, Knoblauch.

- Zubereitung: Hähnchen und Süßkartoffeln auf einer Backform anrichten, mit Olivenöl beträufeln und mit Rosmarin und Knoblauch bestreuen. Braten, bis das Hähnchen fertig ist.

9. Tomaten-Basilikum-Quinoa-Suppe:

- Zutaten: Quinoa, Tomaten, Gemüsebrühe, Basilikum, Knoblauch, Zwiebel.

- Zubereitung: Zwiebel und Knoblauch anbraten, Tomaten und Gemüsebrühe hinzufügen und mit gekochtem Quinoa und frischem Basilikum köcheln lassen.

10. Linsen-Gemüse-Curry:

- Zutaten: Linsen, Blumenkohl, Karotten, Tomaten, Kokosmilch, Currygewürze.

- Zubereitung: Linsen kochen, Gemüse anbraten, Kokosmilch und Currygewürze hinzufügen. Köcheln lassen, bis das Gemüse weich ist.

11. Vollkornnudeln mit Pesto und Kirschtomaten:

- Zutaten: Vollkornnudeln, Basilikumpesto, Kirschtomaten, Parmesankäse.

- Zubereitung: Nudeln kochen, mit Pesto, Kirschtomaten und Parmesan vermischen.

12. Garnelen-Avocado-Salat:

- Zutaten: Garnelen, gemischtes Gemüse, Avocado, Kirschtomaten, Gurke, Limettenvinaigrette.

- Zubereitung: Garnelen grillen, mit gemischtem Gemüse, Avocado und Tomaten vermengen und mit Limettenvinaigrette beträufeln.

13. Gerösteter Rosenkohl mit Quinoa Bowl:

- Zutaten: Rosenkohl, Quinoa, Mandeln, Olivenöl, Zitrone, Knoblauch.

- Zubereitung: Rosenkohl rösten, Quinoa zubereiten, mit Mandeln, Olivenöl, Zitrone und Knoblauch vermischen.

14. Griechisches Joghurtparfait mit Müsli und Beeren:

- Zutaten: Griechischer Joghurt, Müsli, gemischte Beeren, Honig.

- Zubereitung: Griechischen Joghurt mit Müsli und Beeren schichten, mit Honig bestreuen.

15. Blumenkohl-Reis-Pfanne mit Hühnchen:

- Zutaten: Blumenkohlreis, Hähnchenbrust, Brokkoli, Karotten, Sojasauce, Sesamöl.

- Zubereitung: Hähnchen und Gemüse in Sesamöl und Sojasauce anbraten, mit Blumenkohlreis vermischen.

16. Auberginen-Tomaten-Auflauf:

- Zutaten: Auberginen, Tomaten, Knoblauch, Mozzarella-Käse, Basilikum.

- Zubereitung: Auberginenscheiben, Tomaten und Mozzarella schichten. Backen, bis es sprudelt. Mit frischem Basilikum garnieren.

17. Chia-Samen-Pudding mit Mango:

- Zutaten: Chiasamen, Mandelmilch, Vanilleextrakt, Mango.

- Zubereitung: Chiasamen, Mandelmilch und Vanille mischen. Im Kühlschrank aufbewahren, bis es eingedickt ist. Mit geschnittener Mango belegen.

18. Brauner Reispilaf mit gemischten Nüssen:

- Zutaten: Brauner Reis, gemischte Nüsse, getrocknete Preiselbeeren, Petersilie, Olivenöl.

- Zubereitung: Braunen Reis kochen und mit gemischten Nüssen, Preiselbeeren, Petersilie und Olivenöl verrühren.

19. Gefüllter Eichelkürbis mit Quinoa und Preiselbeeren:

- Zutaten: Eichelkürbis, Quinoa, Preiselbeeren, Pekannüsse, Zimt.

- Zubereitung: Eichelkürbishälften rösten und mit gekochtem Quinoa, Preiselbeeren und Nüssen füllen. Mit Zimt bestreuen.

20. Burrito-Bowl mit Süßkartoffeln und schwarzen Bohnen:

- Zutaten: Süßkartoffeln, schwarze Bohnen, brauner Reis, Salsa, Avocado, Koriander.

- Zubereitung: Süßkartoffeln rösten, mit schwarzen Bohnen und braunem Reis vermischen und mit Salsa, Avocado und Koriander belegen.

www.ingramcontent.com/pod-product-compliance
Lightning Source LLC
Chambersburg PA
CBHW071501220526
45472CB00003B/877